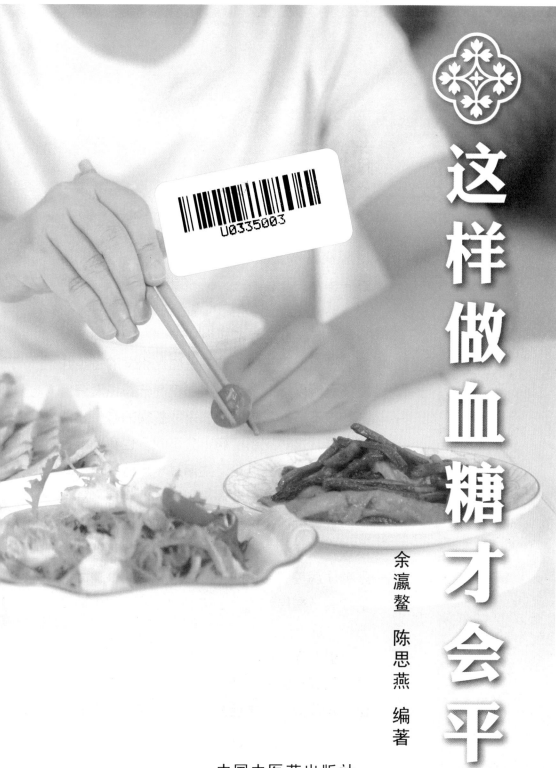

这样做血糖才会平

余瀛鳌　陈思燕　编著

中国中医药出版社

·北京·

前　言

　　随着我国人口老龄化与生活方式的变化，糖尿病从少见病变成一个流行病，糖尿病患病率从1980年的0.67%飙升至2013年的10.4%，成为一种常见的慢性病。

　　糖尿病本身并不致命，而是有一个长期发展的过程，真正致命的多是由此引发的各类并发症。所以，很多人觉得血糖高一些也没有什么严重不适，对防治疾病采取忽视的态度，任其发展，这对控制疾病十分不利。也有些患者闻糖色变，矫枉过正，生活过于严苛，这不吃那不吃，身体变得虚弱又引发其他疾病，甚至低血糖等危症，这也不是健康的生活方式。可以说，糖尿病患者的日常行为和自我管理能力是糖尿病控制与否的关键之一，因此，糖尿病的控制不是传统意义上的治疗，而是对生活全方位、系统化、科学化的管理。

　　本书就是想为每一位糖尿病患者提供日常生活管理方面的指导。在了解疾病常识的基础上，从改变不良生活方式入手，通过日常的饮食、运动、起居、情绪、药物、血糖监测等方面的细节改善来调养疾病，做到治疗与生活相辅相成，高度融合，达到良性循环的状态，从而缓解和控制病情，预防并发症及意外危症的发生。

中医养生保健是我国防治疾病的特色和优良传统，"治未病"的思想深入人心，即便是对于无法根治的疾病，只要善于调养，也一样可以做到与疾病和谐共存，减轻病痛和不适，提高生活质量，延年益寿，这也是中老年保健的理想状态。本书将中西医治疗糖尿病的经验相结合，既讲解了西医治疗的原则、方法，又提供了一些有效的中医药膳食疗方，以及简单易行的经络保健按摩法，居家保养非常实用。

最后，希望读者通过本书，能调理好自己的生活，达到配合治疗、健康生存、防控疾病发展、改善生活质量的目的。

编者
2018年6月

目 录

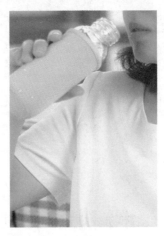
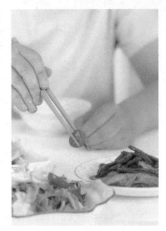

壹 血糖要降更要稳

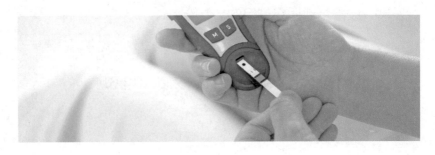

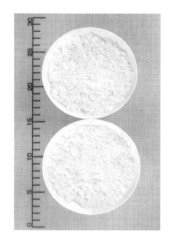
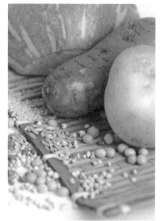
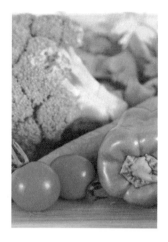

贰 管住嘴，首先要改善饮食习惯

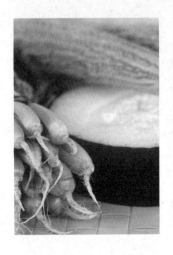
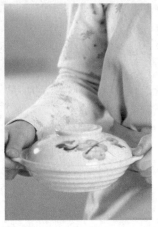
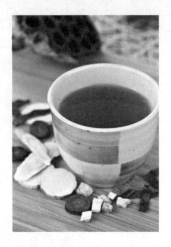

叁 善用中药材——画龙点睛的药膳方

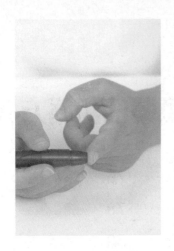
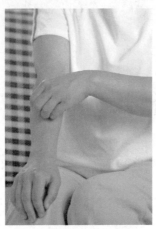
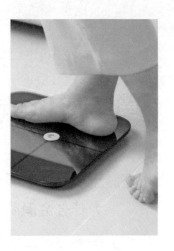

肆 关注生活细节，严防并发症

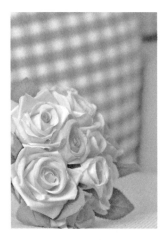
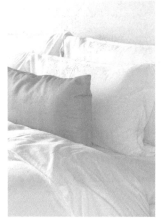
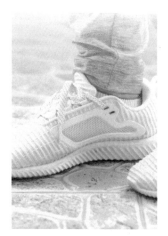

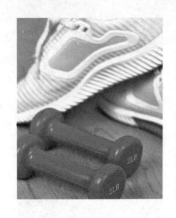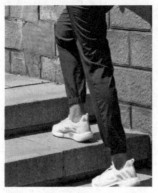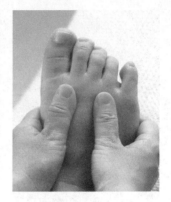

伍 合理运动，就是特效降糖药

陆 经络穴位保健，可以有效降血糖

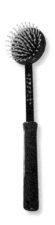

柒 了解药物常识，
不怕用药也不乱用药

附录

壹

血糖要降
更要稳

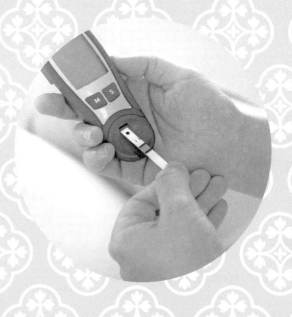

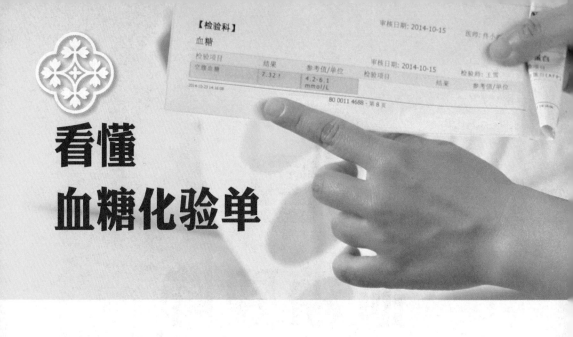

看懂
血糖化验单

空腹血糖、餐后血糖和糖化血红蛋白是诊断糖尿病的三个标准。

空腹血糖

空腹血糖是指在隔夜空腹（至少8~10小时未进任何食物，饮水除外）后，早餐前采血所检定的血糖值，为糖尿病最常用的检测指标，一般能反映出基础胰岛素的分泌功能。

餐后血糖

检查餐后血糖最常用的方法是"口服葡萄糖耐量试验"：口服75克葡萄糖2小时后，检测血糖值。餐后2小时血糖值常用于诊断糖耐量异常等早期糖尿病。

糖化血红蛋白

糖化血红蛋白可反映人体最近1~2个月内的血糖情况，不受抽血时间、是否空腹、是否运动、是否使用胰岛素等因素干扰，是反映血糖控制好坏最有效、最可靠的指标，也是糖尿病诊断和治疗监测的"金标准"。

三个标准都要达标哦！

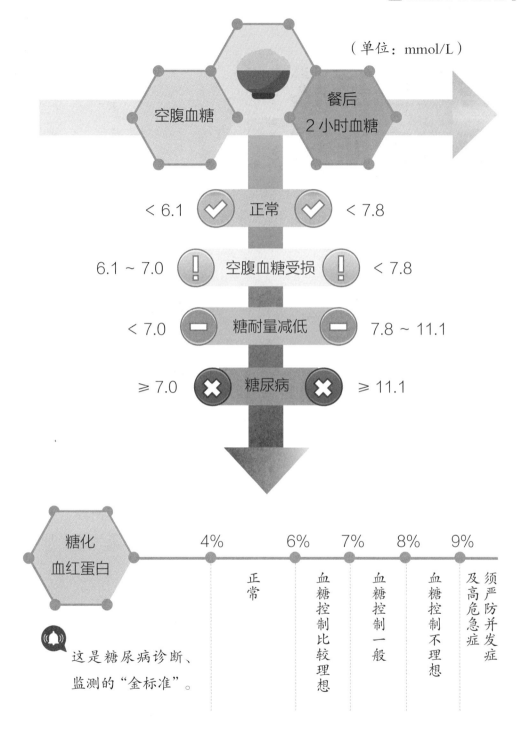

（单位：mmol/L）

空腹血糖 　 餐后2小时血糖

< 6.1 ✓ 正常 ✓ < 7.8

6.1 ~ 7.0 ！ 空腹血糖受损 ！ < 7.8

< 7.0 － 糖耐量减低 － 7.8 ~ 11.1

≥ 7.0 ✗ 糖尿病 ✗ ≥ 11.1

糖化血红蛋白

4%　6%　7%　8%　9%

正常

血糖控制比较理想

血糖控制一般

血糖控制不理想

须严防并发症及高危急症

这是糖尿病诊断、监测的"金标准"。

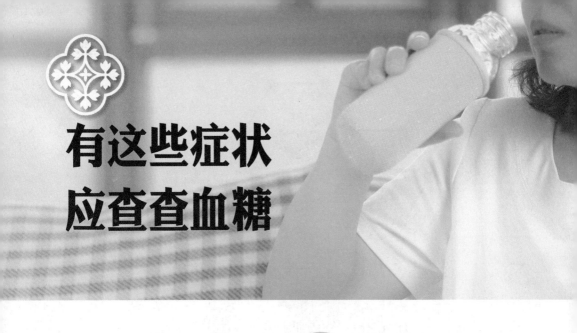

有这些症状
应查查血糖

糖尿病的发生、发展比较隐匿，常常被人们忽视。

临床数据显示，25%的患者并未意识到自己患有糖尿病，90%的人不知道自己处于糖尿病前期。而糖尿病前期患者中，15%~30%将在5年内发展为2型糖尿病。

很多患者没有明显症状，或对身体的警示不够重视，只有在血糖检测时才发现血糖异常，而此时往往身体损害已经造成。因此，了解糖尿病的早期信号，有助于及早诊断和干预治疗，以延缓糖尿病及其并发症的出现。

 1期糖尿病（隐匿期）

可能没有典型症状，或仅有轻度口渴、乏力，伴有超重或肥胖。血糖增高不明显者需做血液检查才能确诊。

 2期糖尿病（症状期）

出现典型多饮、多尿、多食、体重减少（三多一少）症状，伴有体力减退。

 重症糖尿病

患者容易发生酮症酸中毒等急性并发症，并容易出现血管、神经、眼部、肾脏、肢端坏疽等慢性并发症。

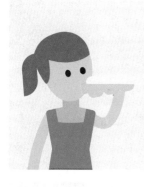

经常口干、口渴，喝水很多仍不能缓解

小便次数频繁，且尿量多

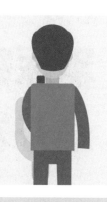

经常感觉疲乏无力，精力、体力减退，身体虚弱

短时间内体重突然无故减轻

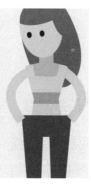

饥饿感明显，总想进食，甚至没到饭点就会手抖、心慌、出虚汗、全身无力

四肢手足有刺痛感或麻木感，晨起时明显

皮肤有伤口或疖肿、溃破时不易治愈，尤其是手足部位

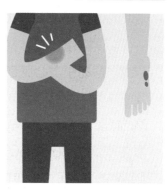

皮肤过度干痒，外阴瘙痒或尿路感染，反复发作，不易治愈

过早出现视力障碍，视力明显减退

性功能障碍

烦躁，喜怒无常

糖尿病的真正危害是并发症

控制血糖的目的就是严防并发症

对于糖尿病患者来说，高血糖并不致命，真正的危险是由于长期高血糖引起的多种并发症。

如果不能控制好血糖，任其发展，则容易引发心脑血管病、眼病、足病、肾病等重症或急症。其中，高血压、肾病、眼病、神经病变的发生率高达 30%~50%，而冠心病、脑卒中、足病、下肢血管病等的死亡率和致残率极高。

因此，治疗糖尿病、控制血糖达标的目的，就是为了预防及延缓并发症的发生，延长寿命，提高生存质量，减少致残率及死亡率。

糖尿病并发症分为微血管并发症和大血管并发症，其发生与很多因素有关，包括遗传、年龄、性别、血糖控制水平、糖尿病病程以及其他心血管危险因素等。

糖尿病与高血压、高血脂都属于代谢障碍性疾病，往往相伴而生，同时发病，所以又被称为"三高"，需要特别防范。

糖尿病常见的并发症

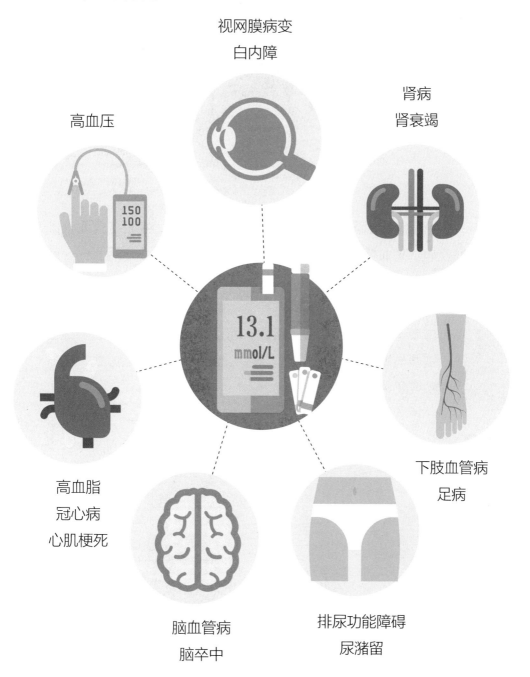

视网膜病变
白内障

肾病
肾衰竭

高血压

13.1
mmol/L

下肢血管病
足病

高血脂
冠心病
心肌梗死

脑血管病
脑卒中

排尿功能障碍
尿潴留

血糖
为什么这么高

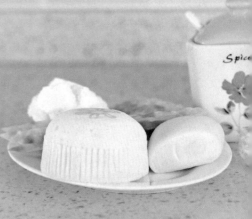

　　糖尿病是由多种病因引起的以慢性高血糖为特征的代谢紊乱性疾病。高血糖多是由于胰岛素分泌缺陷或其生物作用受损，或两者兼有所引起。

　　目前，糖尿病的病因尚未完全明确，其公认观点是：糖尿病不是由单一病因所致的单一疾病，而是由多种病因所引起的综合征。主要与家族遗传、肥胖、年龄、饮食习惯、生活方式、自身免疫系统及环境因素等有关。

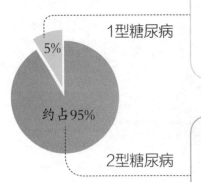

5%

约占95%

1型糖尿病

机体缺乏足够的胰岛素。先天因素大，多在30岁前发病，无法预防。起病突然，血糖水平高，常以酮症酸中毒为首发症状。

2型糖尿病

机体不能正确利用胰岛素。中老年发病居多，病因多样复杂，病情缓慢发展，但通过改善生活方式可以预防和调控。

血糖偏高与以下原因关系密切。

先天遗传

家族带有糖尿病遗传基因，或因先天不足而致五脏柔弱，部分代谢功能有缺陷。

年龄增长

随着年龄增长，五脏渐趋衰弱，功能也有所下降，导致糖尿病高发。

饮食失节，肆意酒肉

长期过食肥甘油腻、醇酒厚味及辛辣刺激食物，会损伤脾的运化功能，出现代谢障碍。

情志失调，心情不好

长期紧张、烦忧、郁闷、愤怒等不良情绪会使肝气郁结、阴虚火盛、内分泌失调而引发糖尿病。

久坐少动，形体肥胖

吃得多，摄入热量超标，同时久坐不动，运动消耗量不足，导致形体肥胖、体重超标、大腹便便。

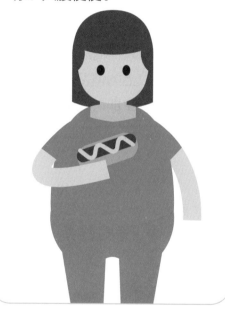

过于劳累，损耗过度

过度操劳会损耗正气，暗耗阴血，影响心、肝、脾的功能；房事过劳、恣情纵欲易致肾精亏损，早衰发病。

哪些人是
糖尿病的主力军

有些人是糖尿病的易感人群或高危人群。如果你有下列任何一项及以上的情况时，一定要引起注意。由于糖尿病病程发展缓慢，患者早期可能没有典型的症状，所以要注意定期检测血糖，做到早发现、早控制、早治疗。

超重或肥胖者（尤其是腹部肥胖，即中心型、苹果型肥胖者）

🔔 中国人有糖尿病的易感性。当性别、年龄、肥胖程度相同时，亚裔人（特别是东亚人）患糖尿病的风险为白人的1.6倍。所以，我国控制肥胖的标准需要更严格，才能有效降低患糖尿病的风险。

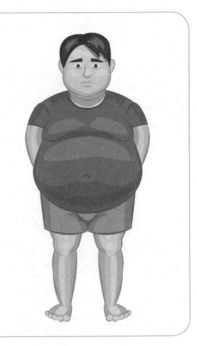

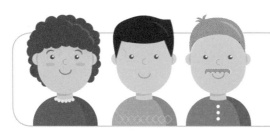

一级亲属中有糖尿病患者，有糖尿病家族史者

年龄超过40岁者

高血压、高血脂、动脉硬化及心脑血管疾病患者

有脂肪肝者

怀孕时有过妊娠糖尿病的女性，以及生过超过4千克以上巨大婴儿的女性

缺少运动、久坐不动者

长期嗜好甜食、酒肉过度者及吸烟者

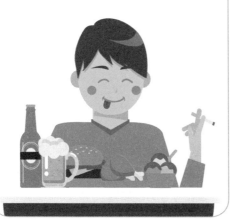

长期接受抗精神病药物、抗抑郁药物治疗者及多囊卵巢综合征患者，易因药物治疗引起继发性糖尿病

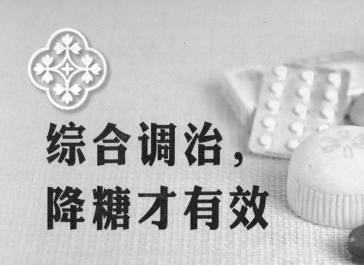

综合调治，
降糖才有效

糖尿病的发生、发展，与不良生活方式有很大关系，所以，除了药物治疗外，改善生活方式也是必不可少的辅助措施。只有在节制饮食、加强运动、密切监测、合理用药、调节情绪等方面的共同作用下，才能让血糖更低、更平稳。这是一个综合调治的过程，单独强调某一方面而忽视其他方面的话，降糖效果都会大打折扣。

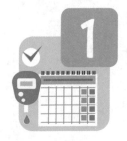

血糖监测

经常观察和记录血糖水平，系统监测病情，是治疗的中心环节，可随时掌握病情发展，为制定合理的治疗方案提供依据。家用血糖仪是糖尿病患者必须配备的仪器。

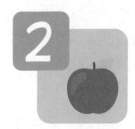

节制饮食

控制好饮食是预防和治疗各种类型糖尿病的基础。日常饮食应合理控制总热量的摄入和食物成分比例，避免暴饮暴食，减轻胰岛负担，从而降低血糖，改善症状。

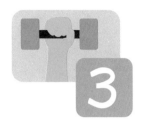

加强运动

加强运动是治疗糖尿病的保障，有助于控制血糖和体重，并能健脾强身，保持身心健康，增添生活乐趣。应长期坚持有氧运动，以"劳而不倦"为度。

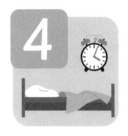

保证睡眠

晚间睡眠是调节内分泌的关键时期，高血糖者要避免过度劳累、熬夜，保证充足的睡眠休息时间，这对身体内分泌系统的修复、改善病情非常重要。

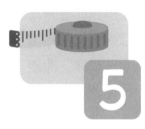

控制体重

超重肥胖，尤其是腰围超标，是糖尿病的诱发因素，需加以控制。而体重突然减轻，是病情加重的信号，也要引起重视。糖尿病患者保持合理体重，血糖才会更平稳。

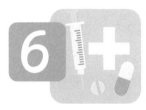

合理用药

合理用药是控制糖尿病的主要手段。药物治疗包括口服降糖药物（西药、中药）和胰岛素治疗。糖尿病患者要信任医生，谨遵医嘱服药。

调节情绪

好心情是治疗疾病的精神药物，对调节内分泌系统、心血管系统等疾病尤为重要。注意调控自己的情绪，保持心平气和的状态，能起到改善病情的作用。

降糖不求快，平稳更重要

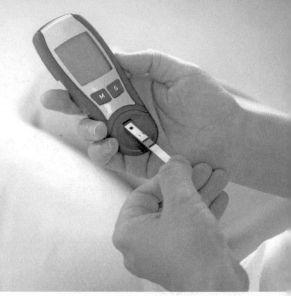

血糖大幅波动更有害

糖尿病是一种病程较长的慢性病，降糖也要慢慢来，以平稳下降为佳。

糖尿病患者由于内分泌失调，体内胰岛素的调节能力下降，对血糖的控制和承受能力都比较差。服用了大量降糖药物或注射胰岛素之后，血糖突然快速降低，身体往往难以适应较低的血糖水平，从而出现血糖大幅波动、忽高忽低的状况。这种情况反而会加重身体损害，危害性甚至超过高血糖本身。

研究发现，血糖波动对胰岛细胞功能以及糖尿病大血管和微血管病变都具有显著影响。即使血糖不是很高，但血糖波动大，同样会导致并发症，尤其是增加心脑血管病的发生率与死亡率。

因此，在控制好血糖的同时，一定要降低血糖的波动性。降糖"求稳不求快"，哪怕是血糖降得慢一点，也要让身体有一个适应和调整的过程，避免出现忽高忽低的状况。尤其是对于高龄老年人，缓慢而平稳的降糖更为安全。

严防低血糖

血糖降得太快还容易出现低血糖状况，对糖尿病患者是一个潜在的危险因素。

"不怕血糖降得慢，就怕发生低血糖。"尤其是血糖非常高、用药量大的患者，身体已经习惯了高血糖的环境，血糖突然调节到正常状态时，可能会出现低血糖的症状。严重低血糖时会发生昏迷，对神经系统的影响极大，如不及时进行抢救治疗，短时间内就会造成不可恢复的脑组织损坏，甚至死亡，其危害性远远大于高血糖，非常凶险。

🔔 低血糖是指成年人空腹血糖浓度低于 2.8mmol/L。糖尿病患者血糖值 ≤ 3.9mmol/L 即可诊断为低血糖。

🔔 低血糖的主要症状为心慌、出冷汗、面色苍白、饥饿感强烈、手发抖、头晕、头痛、嗜睡、疲倦乏力、视力模糊、恶心呕吐等，严重者还可出现情绪不稳定、躁动、易怒甚至昏迷。

🔔 预防低血糖的方法请参考本书第 122 页。

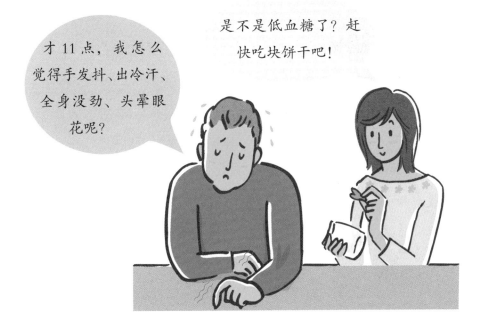

是不是低血糖了？赶快吃块饼干吧！

才 11 点，我怎么觉得手发抖、出冷汗、全身没劲、头晕眼花呢？

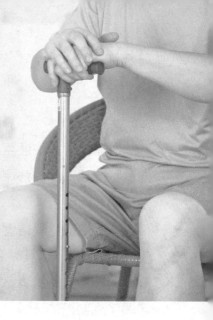

老年人血糖控制适当放宽

鉴于低血糖对人体的危害，对于年龄较大的糖尿病患者，血糖的控制不宜太严格。只要日常活动正常，没有明显不适的症状和并发症，血糖适当偏高些反而比较安全，千万不要因为严格控制血糖而发生更加危险的低血糖情况。

60~70岁的老年人

身体基本状况比较好，无明显并发症者，血糖接近达标范围即为良好。

空腹血糖：4~7.8mmol/L
餐后2小时血糖：6~10mmol/L
糖化血红蛋白：5.5%~7.5%

70岁以上的老年人

血糖水平可适当放宽，达到以下标准即可。

空腹血糖：7~9mmol/L
餐后2小时血糖：8~11.1mmol/L
糖化血红蛋白：7%~7.5%

管住嘴，首先要改善饮食习惯

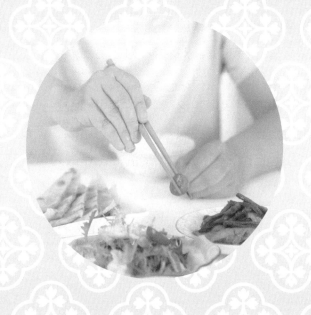

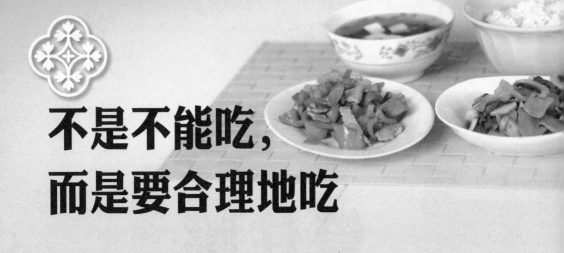

不是不能吃,
而是要合理地吃

控制饮食是降糖第一要务

在糖尿病患者的日常生活中,节制饮食是控制血糖的关键所在。也就是说,"管住嘴"是第一要务,是控糖的基础,也是糖尿病患者最关心的问题。

有不少糖尿病患者只需单纯地控制饮食即可稳定住血糖。对于服用降糖药或使用胰岛素治疗的患者,仍需注意控制饮食,这样才能更好地稳定血糖,避免病情越来越重,引起各类并发症。

在诱发糖尿病的诸多因素中,不合理的饮食结构是主要根源之一。在我国,中医很早就认识到了饮食和糖尿病之间的关系,也认为"饮食不节"是其重要的致病因素,因此糖尿病被称为"富贵病"。"肥贵人则膏粱之疾也。"从某种程度上讲,糖尿病可以说是一种"吃"出来的疾病,所以,通过"吃"来调节治疗也是最为有效的。

《景岳全书》中说,消渴病(多数患者类似于现今的糖尿病)"皆膏粱肥甘之变,酒色劳伤之过,皆富贵人病之,而贫贱者少有也。"

控制饮食 ≠ 饥饿疗法

控制饮食并不是"这也不能吃、那也不能吃"，更不等于饥饿疗法。有些糖尿病患者为了控制饮食，一天干脆少吃一顿饭，或者只吃菜、不吃饭、不吃肉，这都不是合理的饮食控制法。

过度节食的话，一方面，由于营养不足，人体会出现虚弱现象，人体脏腑、气血功能下降得更快，体质更差，另一方面，影响正常的肠胃功能，且容易出现低血糖现象，反而危害健康。

食物本身并没有好坏之分，控制饮食的关键是怎么吃、吃多少。饮食结构合理、适量适度，既能保证身体营养所需，又能有效控糖。

怎样才是合理地吃

对于糖尿病患者来说，多少都存在饮食结构不合理的问题，如每餐主食过多、肉食太多、蔬菜较少等。

根据我国居民的饮食特点和习惯，重点应在以下几个方面加以调整和改进。

控制食物总量

低糖、低盐、低油脂

少吃精米白面，多吃粗粮

每天1斤蔬菜

增加奶类和豆类

少食多餐

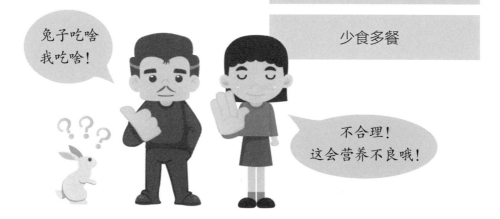

兔子吃啥我吃啥！

不合理！这会营养不良哦！

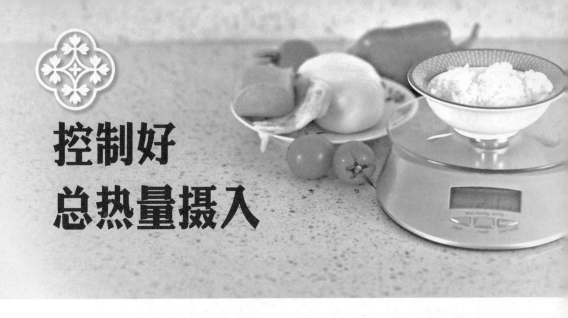

控制好
总热量摄入

　　糖尿病患者控制饮食的第一步就是控制好每天摄入的总热量。那么，每天应该摄入多少热量，才能既稳住血糖，又保证身体各项活动的需要呢？这要参照每个人的年龄、性别、身高、体重及日常活动量而定，因人而异。

保持标准体重

　　肥胖对糖尿病的发生、发展有着重要影响，而糖尿病发展到一定阶段后又会出现体重快速下降、消瘦的状况，是病情加重的信号。因此，保持标准体重是防治糖尿病的重要原则之一，也是掌握每日热量摄入的重要标准。

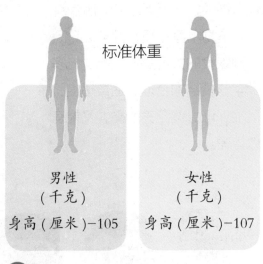

标准体重

男性
（千克）
身高（厘米）-105

女性
（千克）
身高（厘米）-107

　　标准体重的 ±10% 以内均为标准。小于标准体重 10% 为消瘦，超过 10% 为超重，超过 20% 为肥胖。

计算热量需求

算出标准体重后，再依据下表计算出"每日所需总热量"。

每日单位体重所需热量表　　　　　　　　（单位：千卡/千克体重）

体型	劳动强度			
	极轻劳动或卧床	轻度劳动	中度劳动	重度劳动
消瘦（＜10%）	20~25	35	40	40~45
标准（±10%）	15~20	30	30	40
超重（＞10%）	20	25	30~35	35
肥胖（＞20%）	15	20~25	30	35

计算公式

每日所需总热量 ＝ 标准体重 × 每日单位体重所需热量
　　　　　　　　（千克）　　　（千卡/千克）

举个例子

张先生
中年男性糖尿病患者
（50岁，1.77米，80千克，轻体力劳动者）

1 标准体重 =177-105=72（千克），目前体重（80千克）超出标准体重（72千克）11%，属超重体型

2 查上表，每日单位体重所需热量为25千卡

3 每日所需总热量 ＝ 72×25=1800千卡

每天需摄入 **1800** 千卡热量

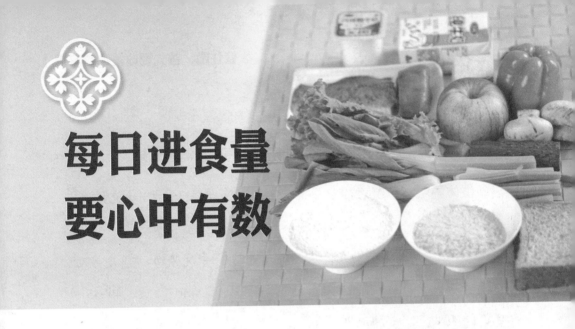

每日进食量
要心中有数

　　糖尿病患者了解了自己每日应摄入多少热量后，就要按此标准来控制好每天的进食量，这是饮食管理中最为重要的一环。

　　从饮食结构上看，一个成年人每天应将主食、肉、蛋、奶、蔬菜、水果等按一定比例进食，才能保证健康。本书附录中列出了《每日不同热量摄入的食物量》（详见本书第192页），糖尿病患者可根据自身情况参考和调整。

　　不少人对食物量及热量值没有概念，本书就以一个中年男性糖尿病患者为例，看看每天的进食量大致多少比较适宜。

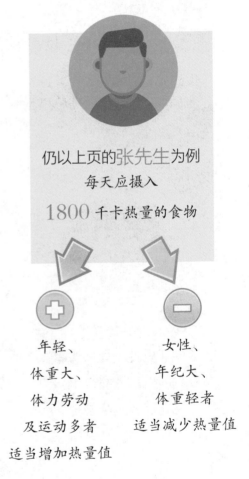

仍以上页的张先生为例

每天应摄入

1800 千卡热量的食物

年轻、
体重大、
体力劳动
及运动多者
适当增加热量值

女性、
年纪大、
体重轻者
适当减少热量值

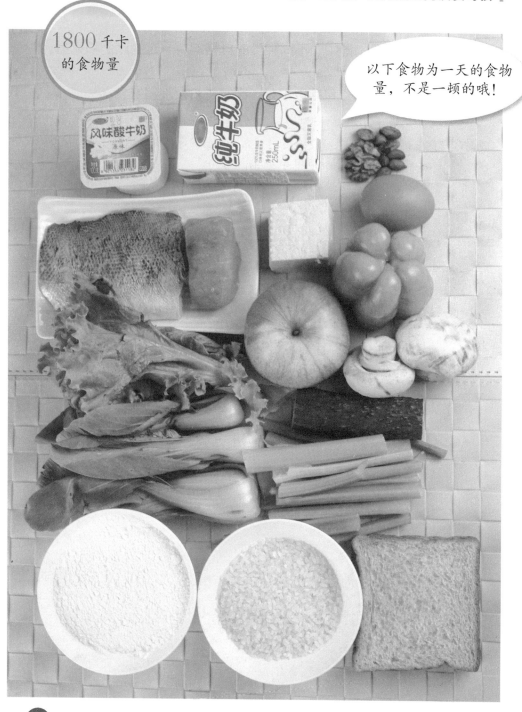

以上食物量为全天摄入食物的生品量（不含烹调油脂 15 克）。

在这一天的食物量中，不同种类的食物均有一定的比例和克重。

主食250克（为生食量，包括以下米、面等主食及加餐零食）

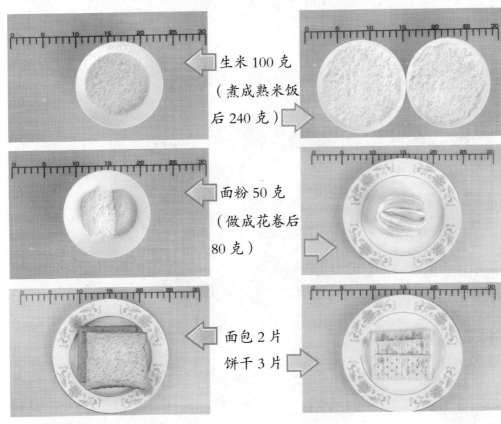

生米100克
（煮成熟米饭后240克）

面粉50克
（做成花卷后80克）

面包2片
饼干3片

蔬菜500克

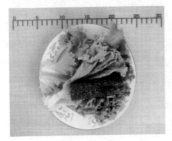

生菜30克，黄瓜70克

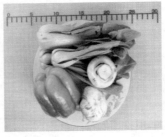

油菜100克，香菇50克，青椒100克

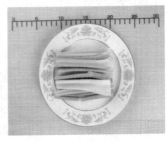

芹菜150克

瘦肉125克（猪里脊+鱼肉）

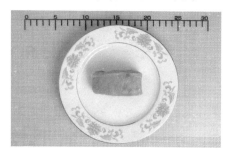 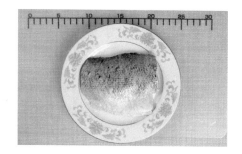

豆腐100克（北豆腐+豆泡）

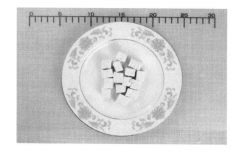 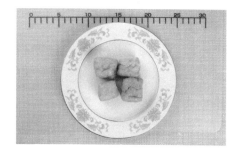

鸡蛋60克

纯牛奶250毫升+酸奶100克

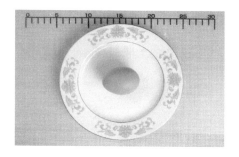 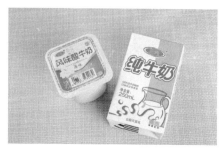

水果200克

坚果15克

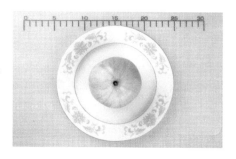 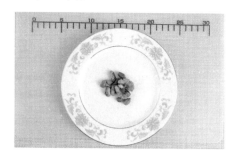

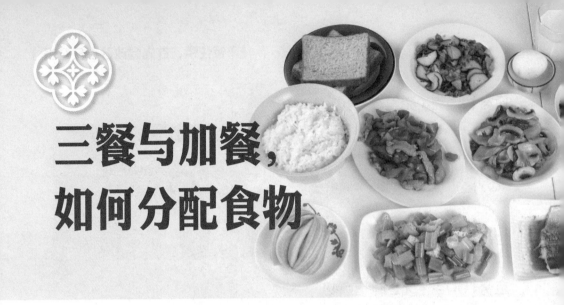

三餐与加餐，
如何分配食物

掌握了每日摄入各种食物的总量后，还要合理地分配到各餐当中去。

三餐提供的热量占全天总热量的比例为：早餐30%左右，午餐35%左右，晚餐35%左右。可根据职业、体能、劳动强度和生活习惯等进行适当调整。

对糖尿病患者来说，建议少食多餐，以保持血糖平稳，所以，适当加餐是必要的。

若设置加餐，就应适当减少正餐的份额，也就是说，加餐摄入的热量应计入全天的总热量中。加餐应在上午和下午的两餐之间以及晚上临睡前。

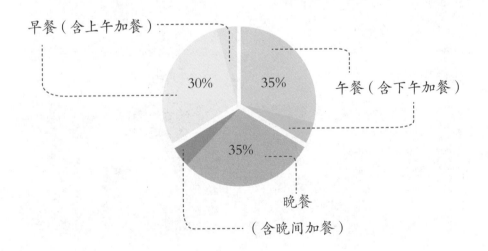

早餐（含上午加餐）   30%

午餐（含下午加餐）   35%

晚餐（含晚间加餐）   35%

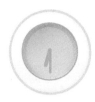

早餐要吃饱，保证营养

早餐一般在6:30~8:00进行。由于上午活动多，人体处于热量高消耗状态，所以早餐一定要吃饱，营养要充足，以满足体力及脑力的营养需求。

鸡蛋、牛奶是早餐的标配，一方面可以补充蛋白质，保证营养，另一方面，高蛋白食物有利于降低升糖指数。

切忌不吃早餐，或在吃早餐前就外出运动、锻炼，易发生血糖起伏或血糖快速下降，十分危险。

面包 60 克
蔬菜 100 克
鸡蛋 60 克
牛奶 180 毫升

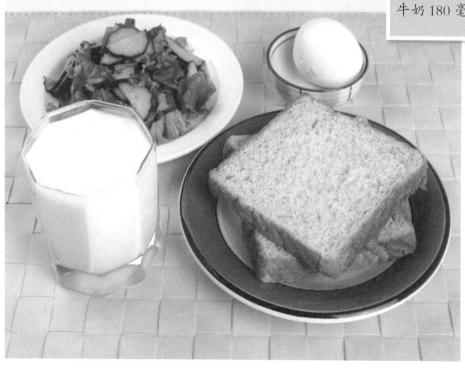

上午加餐，补充早餐不足

上午加餐一般在上午10:00 左右比较合适。上午是工作、学习的高峰期，适当加餐可补充早餐不足部分，保持充沛的体力，也维持血糖平稳，预防午餐前发生手抖、心慌、疲乏、饥饿感强烈等现象。

🔔 如有特殊情况，如体力活动增加、高强度运动、远距离乘车、参加使人过度兴奋或过度悲伤的活动、加班等，最好能提前加餐，以预防低血糖的发生。

🔔 对于血糖极不稳定、经常发生低血糖和注射胰岛素的患者，适当合理地加餐能使病情稳定，并能减少药物的用量。

🔔 加餐的热量都要计入全天摄入的总热量中去，也就是说，加餐是从上一顿正餐中匀出来的，而不是另加的，所以，必须相应减少正餐主食量。

🔔 水果比较寒凉，不适合作为晚间的加餐，白天吃最宜。

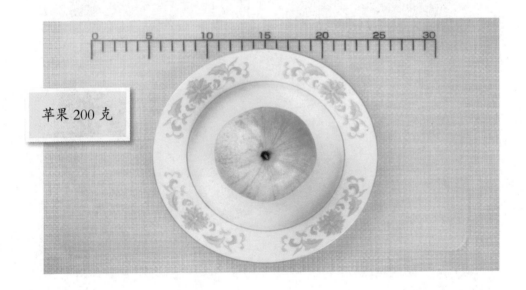

苹果 200 克

午餐要吃好，荤素花样多

午餐一般在11:30~13:00进行。下午小肠经运行旺盛，非常有利于人体吸收营养，所以，午餐可以多吃些高蛋白、高营养的食物，如瘦肉、豆腐等，搭配各类蔬菜，荤素搭配最宜。

对于中青年糖尿病患者来说，午餐是工作餐，多在食堂、餐厅食用或外卖送餐。外食比较难控制食物量，而且容易高油、高糖、高盐，因此，选餐、点餐要尽可能适量、清淡，不要放纵食欲。

最好的方法是自带午餐，这样有利于饮食控制。

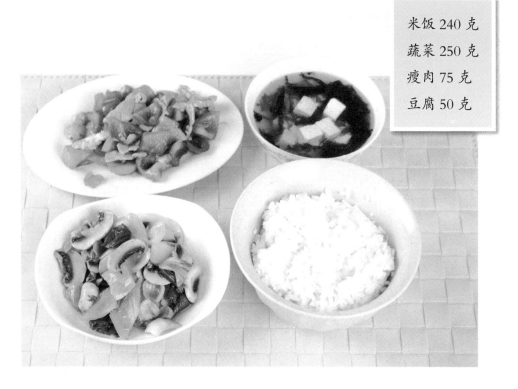

米饭 240 克
蔬菜 250 克
瘦肉 75 克
豆腐 50 克

下午加餐，保证血糖平稳

下午加餐一般在15:00左右，以补充午餐的不足部分。午餐到晚餐的间隔时间较长，中间加餐是非常必要的。下午加餐也叫"下午茶"时间，可以选择水果、点心、饮品及少量坚果等，既补充能量，平稳血糖，也给身心一个放松休整的机会。

🔔 糖尿病患者加餐时间最好能相对固定。如果是注射中效胰岛素的糖尿病患者，不需要一日三次加餐，最关键的一次加餐应在下午3~4点。

🔔 下午4~5点是人体体能的高峰时期，非常适合锻炼。习惯这个时间锻炼的人，一定要提早加些餐，以免锻炼时出现低血糖的危险。

🔔 坚果所含油脂较多、热量较大，不宜多吃，作为加餐，一小把即可。

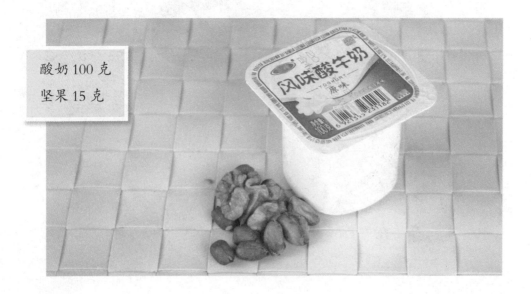

酸奶100克
坚果15克

晚餐要吃少，减轻肠胃负担

晚餐一般在17:30~19:00进行。由于晚餐后活动量较少，人体代谢较慢，所以，晚餐要吃少，避免摄入高糖、高热量食物而加重肠胃代谢负担。

晚餐不要过于丰盛，少吃高油、肥腻的肉食，尽量多吃鱼肉、鸡胸肉等容易消化的肉类。也尽量少喝酒，以免加重燥渴症状。

晚餐后别一直躺在沙发上看电视、玩手机，不妨做些家务，最好出门散步20 ~ 40，时刻提醒自己多活动一下。

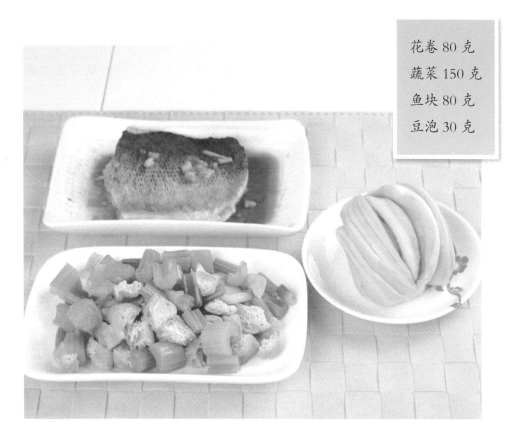

花卷 80 克

蔬菜 150 克

鱼块 80 克

豆泡 30 克

晚间加餐，预防夜间低血糖

晚间加餐一般在20:30~21:30，以补充晚餐的不足部分。晚餐到第二天早餐的间隔时间最长，如不加餐，在夜间1~3点容易出现低血糖现象，饥饿、心慌感还会影响睡眠。但晚间加餐也不宜量多，吃得过饱同样影响睡眠。正如中医有句名言"胃不和则卧不安"。

牛奶或酸奶是高蛋白、高钙食物，且有滋阴作用，非常适合晚间养阴安眠，调养肠胃，增强营养。

牛奶搭配淀粉类食物（如饼干、面包、馒头等），可延缓葡萄糖的吸收，对预防夜间低血糖有利，最适合晚间加餐。

切忌晚上一边看电视，一遍吃薯片、瓜子等零食。

晚间加餐不要在临睡前，否则不利于入睡和安眠，至少应在睡前1小时进行。

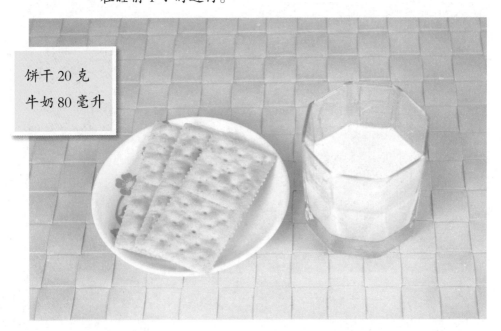

饼干 20 克
牛奶 80 毫升

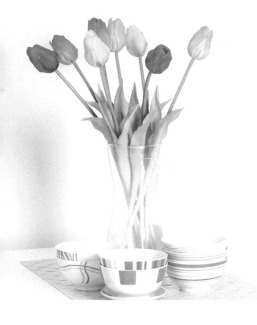

养成良好的用餐习惯

都说"习惯成自然"，一旦养成不好的用餐习惯，可能自己都难以察觉，日积月累，消化功能会受到很大的影响。糖尿病患者最好能养成下面这些用餐习惯，对控制进食量、促进运化很有帮助。

定时、定量进餐

不少上班族来不及吃早餐，午餐将就一下，最丰盛的一餐是晚餐。有些经常出差在外的人，为了赶时间，长时间不进食，等到了目的地再大吃一顿。还有的工作狂加班到废寝忘食的程度，也有些人不得不赶赴酒宴，暴饮暴食，觥筹交错……这些都对健康非常不利。不按时按点吃饭，或有上顿没下顿、饥一顿饱一顿，最易影响血糖的平稳，是糖尿病患者的大忌。

要想控制好每天的总热量摄入，就要合理安排一日三餐和加餐的时间，掌控好每餐的食量，养成定时、定量进餐的生活规律。无论在家还是外出，都尽量不要打乱进食规律。

在家自己开伙做饭，能更好地做到定时定量，并能减少油糖盐的用量。经常外出就餐或点外卖比较不容易控制，更容易发胖。

少食多餐，七八分饱

暴饮暴食最不利于血糖控制。一次进餐过多、过饱，餐后血糖升得过高，会引起血糖大幅波动。所以，提倡糖尿病患者采用少食多餐的进食法。三餐不要吃得过饱，每餐以七八分饱为宜。不足部分通过三餐之间的加餐来补充。

到底怎样才算是七八分饱呢？一般是感觉到饱，但还可以吃得下，不过再吃就觉得撑了。一般人的胃在已经七分饱的时候会给大脑发停止进食的信号，但是需要20分钟，在发信号的过程中，又继续吃了很多食物，肯定就过度了。

要想不吃得过饱，以下几个方法可以试试。

① 放慢进食速度

放慢进食速度，保证每餐的进餐时间，稍有饱腹感就放下碗筷。

② 分餐进食

共同进餐前，先盛出自己食用的一份餐，吃完后不再加餐，以保证进食量固定，不会过多或过少。

③ 拒绝打扫残羹剩饭

一口吃不成胖子，但每顿多一口，胖子就养成了。不要怕浪费，吃不完的残羹剩饭宁可倒掉，也比吃出病来要强。

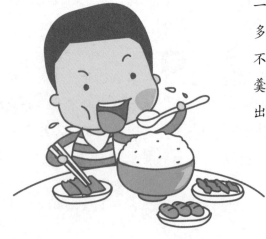

细嚼慢咽

进食过快是引发食量超标的重要原因。有些人因为性子急或赶时间，吃饭风卷残云、狼吞虎咽。咀嚼不充分，就会把更多的消化任务留给肠胃。由于大脑需要20分钟才能收到吃饱的信息，吃得过快很容易在不知不觉中吃进太多食物，所以，进餐时要细嚼慢咽、充分咀嚼。这样有利于食物的消化，减轻肠胃负担，增强饱腹感。

所以，进餐时切记细嚼慢咽的原则，尽量吃得慢一点，每一口食物都要经过充分咀嚼再咽下。每餐的就餐时间应达20～30分钟为宜，这样才能给大脑留出接收"吃饱信号"的时间，避免食量超标。

心情愉悦

吃饭是一件愉悦的事，避免带着不良情绪吃饭，生气、悲伤、苦闷、思虑等都会影响人的食欲和消化功能。切忌在饭桌上发牢骚或教训孩子，也不要讨论复杂或令人扫兴的问题，可以谈论一些轻松愉快的话题，把烦恼暂时抛开。

顺序合理

为了控制进食量，应把高碳水化合物的主食放到最后再吃，先喝汤，再吃菜、吃肉，最后吃主食。用餐中避免用果汁、啤酒作饮料佐餐，餐后拒绝再吃甜点、果盘。

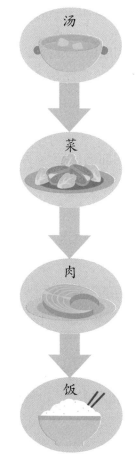

汤

菜

肉

饭

进餐按照这个顺序，有助于控制进食量

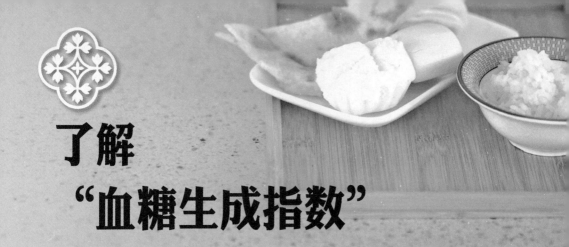

了解
"血糖生成指数"

GI是糖尿病患者选择食物的参考依据

食物血糖生成指数（GI，简称升糖指数）是指含50克碳水化合物的食物与相当量的葡萄糖在一定时间内（一般为2小时）引起体内血糖反应水平的百分比值。

不同的食物有不同的升糖指数。通常把葡萄糖的血糖生成指数定为100，而升糖指数是一个相对而言的数值，反映了某种食物与葡萄糖相比，升高血糖的速度和能力。

GI值越低，对餐后血糖影响越小；GI值越高，对餐后血糖影响越大。

食物中的碳水化合物进入人体后，经过消化分解成单糖，而后进入血液循环，进而影响血糖水平。由于食物进入胃肠道后消化速度不同，吸收程度不一致，葡萄糖进入血液的速度及数量也各异。所以，即使含等量碳水化合物的食物，对人体血糖水平影响也不同。

升糖指数能衡量食物中碳水化合物对血糖浓度的影响程度，是衡量食物引起餐后血糖反应的一项有效指标，可以作为糖尿病患者选择食物的依据。

食物进入胃肠后消化快，吸收率高，转化为葡萄糖的速度快，人体餐后血糖迅速升高，血糖波动大，食用过多的话，不利于血糖控制。米、面等主食是一般为高 GI 食物。

食物使人体血糖升高的速度属于中间状态。

食物在胃肠中停留时间长，吸收率低，转化为葡萄糖的速度慢，餐后血糖升高较缓慢，避免了血糖的剧烈波动，有利于血糖控制。此类食物还容易产生饱腹感，减少脂肪堆积，有助于控制体重。豆类、乳类、蔬菜类食物多为低 GI 食物。

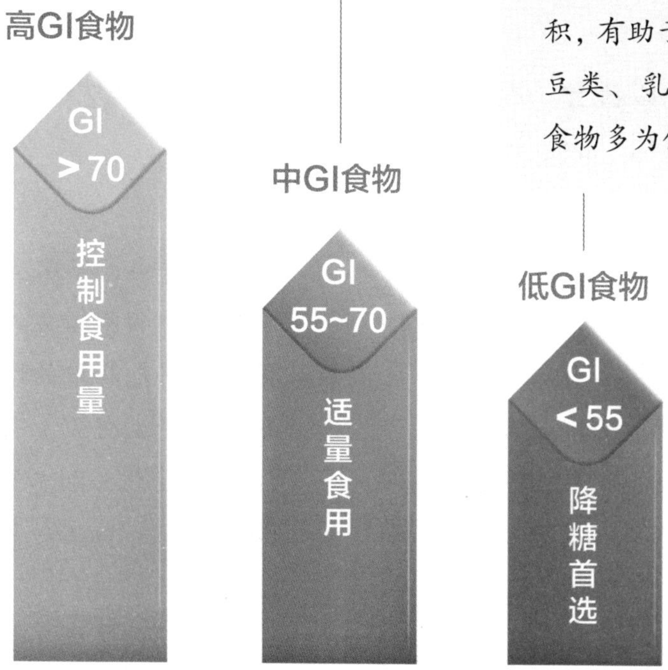

高GI食物

GI >70

控制食用量

中GI食物

GI 55~70

适量食用

低GI食物

GI <55

降糖首选

不同GI食物对餐后血糖的影响

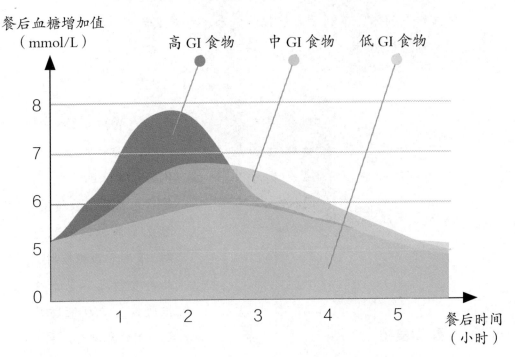

从上图可以看出，高GI食物易让血糖陡升陡降，起伏过大，对控制血糖十分不利，而低GI食物可使血糖比较平稳。

利用 GI 指数，合理安排饮食，对于调节和控制血糖大有好处。一般来说，只要将一半的食物从高 GI 替换成低 GI 食物，就能获得显著改善血糖的效果。

谷类、薯类、水果等食物常因品种和加工方式的不同（特别是其中的膳食纤维含量发生变化）而引起 GI 值的变化。加工越少，GI 值越低；加工越细，GI 值越高。

常见的高、中、低GI食物

高GI食物 GI>75		中GI食物 55<GI≤75		低GI食物 GI≤55	
食物	GI值	食物	GI值	食物	GI值
富强粉面包	100	南瓜	75	燕麦	55
巧克力	91	山药	75	黑米饭	55
白面包	88	油条	75	煮甜玉米	55
馒头	88	小米（煮）	71	猕猴桃	52
糯米饭	87	胡萝卜	71	香蕉	52
甜甜圈	86	糙米饭	70	全麦面	50
牛奶糖	86	全麦面包	69	柑橘	43
土豆片	85	玉米粉	68	葡萄	43
大米饭	83	土豆（煮）	65	黑豆	42
面条	82	意大利面	65	豆腐	42
草莓酱	82	冰淇淋	65	莲藕	38
蛋糕	82	菠萝	65	梨	36
加糖炼乳	82	普通麦片	64	苹果	36
松饼	80	芋头	64	腰果	29
烙饼	80	栗子	60	桃	28
玉米片	79	低筋面粉	60	绿豆	27
红豆饭	77	荞麦面条	59	四季豆	27
熟红薯	77	黑麦面包	58	牛奶	27
饼干	77	白米稀饭	57	柚子	25

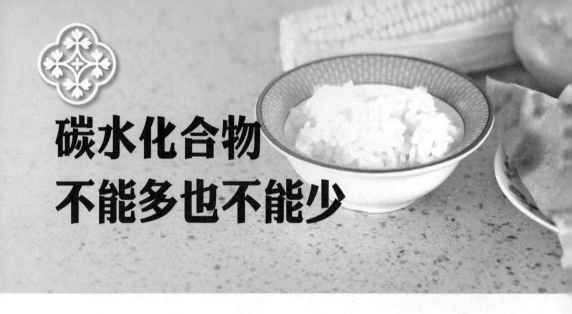

碳水化合物
不能多也不能少

碳水化合物是能量的主要来源

　　碳水化合物与蛋白质、脂肪是为人体提供热能的三大来源。其中，碳水化合物是人体所需能量的主要来源，利用率最高，产能最快。碳水化合物在人体内转化成葡萄糖，进入血液循环并生成能量，每克葡萄糖在人体内氧化产生4千卡能量。人体所需要的55%~65%的能量都由碳水化合物提供。

　　蛋白质和脂肪也可以提供能量，但人体在耗能时首选碳水化合物来供能，在能量不足、血糖降低的情况下，才会动用储备在体内的蛋白质和脂肪，将其转化成糖类后提供能量。所以说，碳水化合物是人体的主要能源，而蛋白质和脂肪是人体的储备能源。

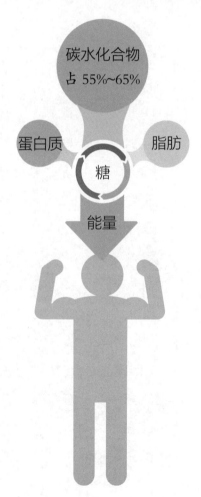

碳水化合物
占 55%~65%

蛋白质　　　　脂肪

糖

能量

碳水化合物对血糖的影响

碳水化合物吃得过多

三餐以精制米、面等主食类为主，碳水化合物吃得过多（超过总热量摄入的70%），而菜、肉摄入比例不足时，容易引起餐后血糖快速升高，胰岛负担加重，但2小时后又快速下降，出现吃得饱、饿得快的现象，不利于血糖稳定。

吃得饱，
饿得快！
餐后血糖高

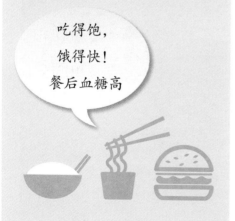

碳水化合物吃得过少

碳水化合物吃得过少（低于总热量摄入的50%），有些人干脆不吃主食，碳水化合物摄入仅占20%，长期处于半饥饿状态，易导致血糖不稳定，疲惫乏力，甚至加重病情，出现酮症酸中毒及其他并发症，并诱发低血糖。所以，糖尿病患者不能因为惧怕血糖升高就走极端地不吃主食，过度排斥碳水化合物。

"不吃主食，
血糖就不会高"
这是错误观念！

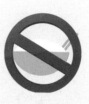

饮食结构不合理，易造成血糖不稳、低血糖、营养不良

认识
不同种类的"糖"

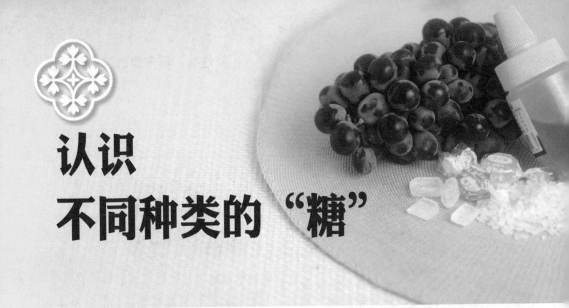

碳水化合物也称为"糖类"，按照组成结构分为单糖、双糖和多糖。在这些糖中，除了单糖能被人体直接吸收外，其余的糖都要在体内转化为葡萄糖后，才能被吸收利用。

单糖甜度高，吸收速度最快，GI值较高，其次是双糖。而多糖进入人体后要有一个较长的水解过程，所以消化得较慢。其中，淀粉类食物因种类和加工程度不同，升糖速度有所不同，另外一些纤维素类物质无法水解，因此提供的能量较少，且有增加饱腹感、抑制食欲、促进代谢、预防便秘、降低胆固醇等作用，对控制血脂、血糖升高更为有益。

因此，在日常饮食中，摄入的糖类最好来自谷、粮、薯等多糖类主食，而调味糖、糖果、蜂蜜等升糖快的单糖和双糖需要更多限制。

不同糖类的血糖生成指数（GI）

糖类	GI
葡萄糖	100
麦芽糖	105
绵白糖	84
蔗糖	65
乳糖	46
果糖	23

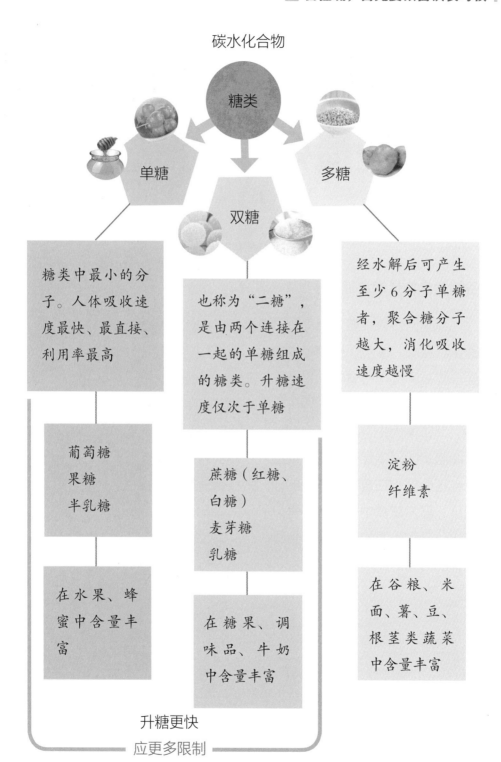

碳水化合物

糖类

单糖

双糖

多糖

糖类中最小的分子。人体吸收速度最快、最直接、利用率最高

也称为"二糖"，是由两个连接在一起的单糖组成的糖类。升糖速度仅次于单糖

经水解后可产生至少6分子单糖者，聚合糖分子越大，消化吸收速度越慢

葡萄糖
果糖
半乳糖

蔗糖（红糖、白糖）
麦芽糖
乳糖

淀粉
纤维素

在水果、蜂蜜中含量丰富

在糖果、调味品、牛奶中含量丰富

在谷粮、米面、薯、豆、根茎类蔬菜中含量丰富

升糖更快

应更多限制

增加粗粮、薯、豆，杂一些最好

谷粮类食物是饮食根基

我国自古有"五谷为养"的理念，谷类、薯类、杂粮等多糖类食物被称为"主食"，是膳食结构的根基。现代营养学也认为，"谷类为主"的饮食习惯是平衡膳食的基本保证，糖尿病患者也不例外。在食物多样化的前提下，日常饮食中谷粮薯类等以碳水化合物为主的食物应占食物比例的50%~60%。

以谷类为主的饮食模式既可以提供充足的能量，又可以避免摄入过多的脂肪及脂肪较高的动物性食物，避免高能量、高脂肪、低膳食纤维饮食模式的缺陷，对预防糖尿病、心脑血管疾病和癌症等慢性病的发生有益。

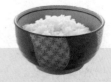

一般成年人每天应摄入250~300克谷粮类食物。糖尿病患者可根据自身热量需求增减，但最少每天应不低于150克，最多不超过400克。

复合主食有利于稳定血糖

糖尿病患者在选择主食的品种时，应多吃粗细搭配的复合主食，适当添加一些粗粮、杂粮、薯类和豆类，吃得粗一些、杂一些。

由于谷粮类食物富含碳水化合物，所以，特别要关注此类食物的"升糖指数"。同为谷粮类食物，粗杂粮及薯类、豆类食物的纤维素含量较高，GI值低于精米、白面，多属于低GI或中GI食物，可使餐后血糖更稳定，营养更均衡。

粗杂粮都有哪些

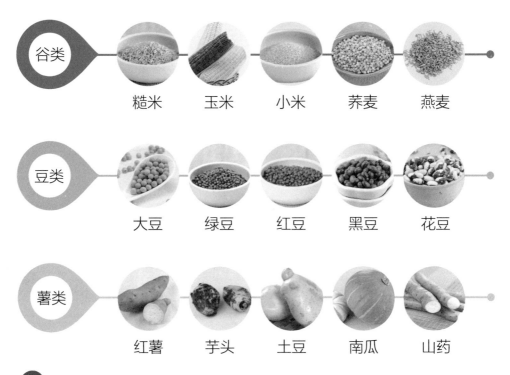

谷类　糙米　玉米　小米　荞麦　燕麦

豆类　大豆　绿豆　红豆　黑豆　花豆

薯类　红薯　芋头　土豆　南瓜　山药

日常当作蔬菜食用的薯类食物淀粉含量很高，也要算入主食量。

复合主食
这样吃

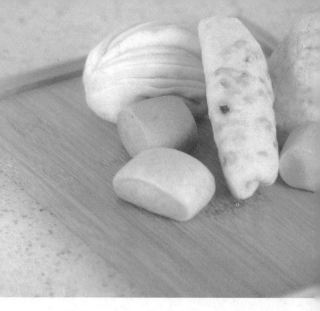

主食搭配的原则

1 粗细搭配，增加粗杂粮比例

在主食中增加粗粮、豆类及薯类食物，建议每天最好能吃 50 克以上（全部主食的 1/5 左右），种类要多样。

2 降低加工精度

适当增加一些加工精度低、保留谷壳的米、面，如糙米、胚芽米、全麦等。避免全部是加工过于精细的大米、白面。

主食搭配的方法

煮白米饭或白米粥时，加入少量糙米、玉米、小米、燕麦、豆类、甘薯等一起煮。

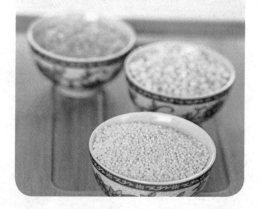

粥不要煮得过烂，淀粉糊化得越充分，升糖指数越高，血糖升得就越快。

每天有一餐用玉米、土豆、红薯、豆饭等代替主食。

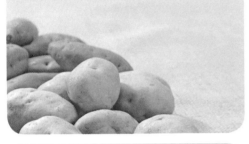

将白面包改成全谷物面包，将普通面条改成荞麦面，早餐吃燕麦片。

在制作粗粮面食过程中，调入鸡蛋液，也可以改善口感，提高营养价值。

制作面食时，如馒头、花卷、窝头时，在面粉中掺入全麦粉、玉米粉、豆粉或荞麦粉，最高比例可达到 1：1。

复合主食搭配高蛋白的肉类，能提高口感，营养更均衡。

豆类及豆制品蛋白质含量很高，又被称为"植物肉"，最宜与谷类混搭食用，营养价值更高。

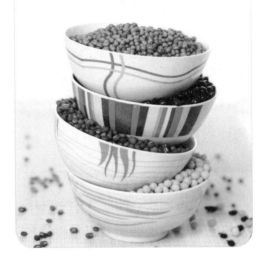

🔔 粗杂粮如果加工成糊或打成汁，就减少了粗粮中膳食纤维的含量，升糖指数会有所增加，所以，加工不宜过细。

🔔 粗粮也不能吃得过多！长期以粗粮为主食，容易造成营养不良、气血虚弱、饥饿、消瘦，免疫力下降。尤其对老年人来说，感染的机会增多，其危害远大于糖尿病。因此，主食一定要粗细搭配。

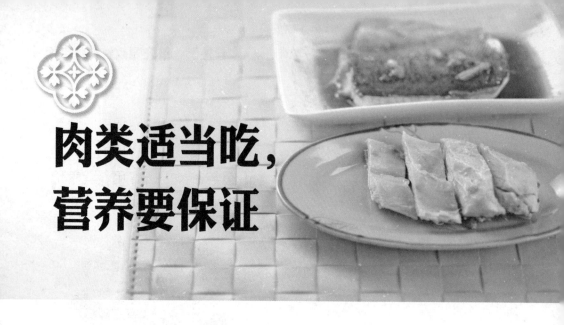

肉类适当吃，营养要保证

肉类可保证营养

动物性食物是人体必需营养素——蛋白质、脂肪、脂溶性维生素和矿物质的重要来源，是平衡膳食的重要组成部分。

古人说"五畜为益"，适当的肉食对健康非常有益。对于糖尿病患者来说，适当吃动物性食品，既可以控制脂肪摄入，又可保证优质蛋白质的供给，防止出现人体营养不良、虚弱、体重快速下降的状况。尤其是妊娠期、高龄和已经消瘦的糖尿病患者，不提倡长期全素饮食。

糖尿病患者每天摄入蛋白质应占总热量的12%～15%，摄入脂肪应占总热量的25%。

多吃瘦肉，少吃肥肉

脂肪所产生的热量是糖类的2倍多，高脂饮食会妨碍糖的利用，促进产生酮体，诱发和加重酸中毒，且过多的胆固醇易引起动脉硬化。

瘦肉所含的脂肪及热量相对较低，蛋白质比例较高，因此提倡吃瘦肉。

在不同品种的肉中，猪肉较肥，牛肉较瘦。此外，不同部位脂肪率也不同。如猪肉、牛肉中，都是五花肉最肥，肩胛肉、里脊肉、腰脊肉及大腿肉最瘦。鸡肉中，鸡皮、鸡翅最肥，而鸡胸肉最瘦。

选择肉类的顺序

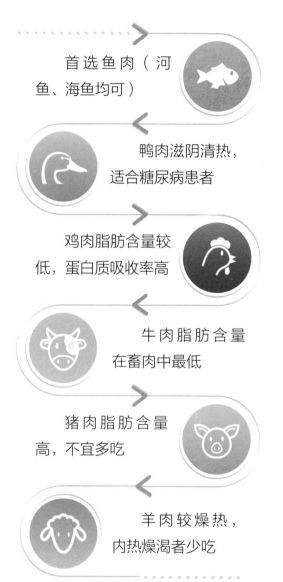

首选鱼肉（河鱼、海鱼均可）

鸭肉滋阴清热，适合糖尿病患者

鸡肉脂肪含量较低，蛋白质吸收率高

牛肉脂肪含量在畜肉中最低

猪肉脂肪含量高，不宜多吃

羊肉较燥热，内热燥渴者少吃

少吃动物内脏

动物肝脏、肾（腰子）、胃（肚）、肠、心等内脏中，脂溶性维生素、B族维生素和微量元素含量丰富，也有一定的补益和营养作用，但胆固醇及饱和脂肪酸含量很高，多吃对血脂及心血管健康不利，糖尿病患者少食为佳，以免发生或加重心血管并发症。

适当吃鸡蛋和乳制品

鸡蛋营养价值高，是补充蛋白质的理想食物，但考虑到胆固醇的影响，每天不要超过1个。

牛奶等乳制品是蛋白质和钙的良好来源，且有滋阴润燥的作用，对改善糖尿病阴虚内热的症状有好处，应保证每天至少喝250毫升左右的牛奶。容易肠胃胀气者可饮用酸奶。

高纤维蔬菜，
平稳血糖有特效

膳食纤维有利于调节血糖

　　膳食纤维是调节血糖水平的"特效药"，在日常饮食中摄入足量的膳食纤维，能起到延缓血糖升高、改善糖尿病的作用。

膳食纤维的作用

01 可提高胰岛素受体的敏感性，提高胰岛素的利用率

03 能促进肠胃蠕动，改善便秘，促进代谢

02 能包裹食物糖分，使其被缓慢吸收，从而平衡餐后血糖

04 能促进胆固醇排泄，可降血脂，预防心血管并发症

蔬菜是膳食纤维的宝库

富含膳食纤维的食物除了主食中的粗粮之外，最重要的就是蔬菜了。蔬菜中的膳食纤维比谷物中的膳食纤维对人体更为有利，多食蔬菜可有效降低2型糖尿病的发病率。

"每天1斤菜"

健康的成年人每日应当摄入300~500克蔬菜，糖尿病患者应适当多吃一些，以500~600克为佳。用一个简单好记的说法就是"每天1斤菜"。

"1斤菜"按这个比例吃

茄果类蔬菜 占1/6

包括番茄、黄瓜、冬瓜、青椒、丝瓜、茄子等。含水量高，润燥止渴，膳食纤维含量中等。

花叶类蔬菜 占1/2

包括绿叶菜、花菜、芹菜、芥兰、芦笋等。热量很低，膳食纤维含量极高。

菌藻类蔬菜 占1/6

包括蘑菇、木耳、银耳、海带、紫菜等。膳食纤维含量极高，通肠胃、降血脂作用好。

包括胡萝卜、萝卜、藕、荸荠、洋葱、大蒜等。此类蔬菜膳食纤维含量较高，但含糖量也高于其他蔬菜。

根茎类蔬菜 占1/6

🔔 南瓜、土豆、红薯、芋头等高淀粉根茎类蔬菜应计入主食量，不应计入蔬菜。

🔔 膳食纤维也不能过度摄入，否则易影响人体对蛋白质及铁、钙等营养的吸收，造成营养不良、虚弱、免疫力下降，对健康不利。

水果不必禁，
控制总量不怕甜

水果要控制，但不必禁止

一提起水果，很多糖尿病患者避之不及，觉得水果太甜，含糖量高，不能吃。这是因为水果中所含的糖多为葡萄糖、果糖等单糖。单糖是糖类中最小的分子，吸收速度快，这也是糖尿病患者害怕吃水果的原因。

但另一方面，水果是饮食的重要补充，除了含糖外，还含有丰富的维生素、矿物质、果胶、纤维素等，且新鲜水果水分充足，有滋阴清热、生津润燥、促进消化、清肠排毒的功效，能缓解糖尿病患者烦热口渴、消化不良、便秘等症状，对降血压、降血脂也非常有利。

所以，水果对糖尿病患者有弊也有利。只要有选择性地食用，并控制好食用总量，完全可以放心吃，没有必要禁止。

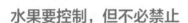

糖尿病患者在血糖控制情况不佳时，确实应该慎食水果。当血糖降至正常水平且平稳一段时间后，即可以适量进食部分水果，但也应尽量选择低糖水果，并控制食用量。

吃水果的原则

| 控制每日食用量 | 糖尿病患者每日食用水果的量一般不要超过200克，同时要相应减少主食的量，才能保证血糖平稳。 |

| 干鲜果品的选择 | 应偏重选择含糖量相对较低和升糖速度较慢的水果。首选含水量高的新鲜水果，而干果含糖量极高，尽量少吃。 |

| 拒绝餐后果盘，可作加餐食用 | 水果不要和正餐一起吃，最忌餐后把水果当甜点食用，这样糖分肯定超标。水果最好作为加餐，在上午10点或下午3点左右食用。 |

| 多吃鲜果，少饮果汁 | 新鲜水果直接生食、减少加工最宜，如果榨成汁，膳食纤维减少而含糖量不减，为改善过酸的口感又加糖调味，往往含糖量极高。 |

| 晚间不宜吃水果 | 水果一般偏寒凉，晚间食用易伤人脾胃，尤其不宜作为夜宵食用。 |

按含糖量选择鲜果

选择水果时，应挑选含糖量相对较低和升高血糖速度较慢的。可根据水果的含糖量来调节食用量，并从全天热量摄入中扣减。

每100克水果中含糖量高于20克，产生能量超过100千卡

每天可食用50~100克

高糖水果

鲜荔枝、龙眼、枣、山楂等

最好少吃

每100克水果中含糖量为11~20克，产生能量50~90千卡

每天可食用100~150克

中糖水果

苹果、桃子、香蕉、石榴、橘子、柑橘、芒果、柿子等

减量食用

每100克水果中含糖量少于10克，产生能量50~90千卡

每天可食用150~200克

低糖水果

西瓜、椰子、木瓜、草莓、枇杷、樱桃、葡萄、梨、菠萝、哈密瓜、柚子、橙子、猕猴桃等

 适量吃

不要以甜度来衡量水果，而要看它的含糖量，甜味的水果不一定含糖量高。如西瓜、葡萄、哈密瓜很甜，但其水分含量大，而含糖量和升糖指数并不高，属于低糖水果，远远比不上同样重量的香蕉。但吃西瓜容易过量，这才是导致糖分超标的原因。所以，西瓜可以吃，2片就好。

这些果品要当心

　　水果的种类及加工制作方法很多，经过干制、蜜制、盐制、榨制、浓缩等的水果，含糖量均会远远高于鲜品，糖尿病患者应尽量少吃或不吃。

这些已经超出水果范围了

水果制品黑名单

葡萄干

干蜜枣

柿饼

山楂片

话梅干

糖水黄桃罐头

冰糖杨梅

糖葫芦

水果捞

复合果汁

苹果酱

果脯蜜饯

改变嗜甜习惯，
减轻甜蜜的负担

糖尿病并非单纯地因爱吃甜食而引起，但已经患有糖尿病者，就一定要改变和调整自己的饮食习惯，控制甜食的摄入量。

烹调少放糖

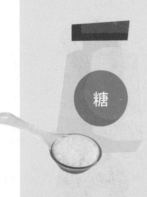

人们日常饮食的调味品以蔗糖为主，包括绵白糖、白砂糖、红糖、冰糖等。

蔗糖属于双糖，人体分解吸收很快，容易引起血糖快速升高，糖尿病患者烹饪中以少放糖为宜，以免在食物之外又增加多余的糖分和热量。

🔔 偏爱甜味及血糖控制不佳者，烹调中最好用代糖品（如木糖醇、甜叶菊糖等）来替代蔗糖。

不少人有嗜甜习惯，菜肴中喜欢糖醋、蜜汁、上糖色等甜口味，还喜欢在盛盘时勾芡汁，淋蜂蜜、糖桂花等调味，烹调过程无形中增加了大量糖分。

此外，吃糯米糕点、炸制食物时要蘸白糖，喝豆浆、牛奶要加白糖，粥里要加白糖，吃蔬菜、水果要加白糖……这样在烹饪之外的食用过程中，不知不觉又吃进了太多的糖。这些习惯应该改改了！

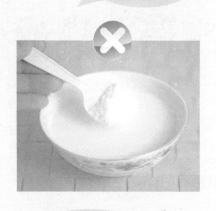

处处加糖的习惯真的要改改！

不加糖更能品出食物的原味

这些甜食要控制

糖果

月饼

粽子

酥皮点心

蛋糕

甜甜圈

巧克力

焦糖布丁

口味清淡些，
烹调少放油和盐

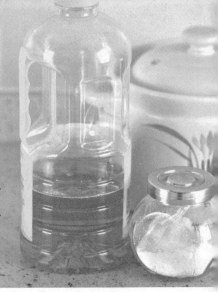

糖尿病同样要控盐

大家都知道，高盐饮食对血压控制非常不利，所以，高血压等心血管疾病患者要注意控盐。

对于糖尿病患者来说，心血管疾病是非常多见的并发症，而且，很多人为代谢障碍综合征，即表现出血压、血脂、血糖同时增高的"三高"状态，这就要求高血糖者也要格外关注血压、血脂，以免相互影响。

此外，盐不仅能刺激食欲、增加饮食量，而且具有增强淀粉酶活性、促进淀粉消化和吸收的作用，可引起血糖浓度升高而加重病情。

糖尿病患者必须采取低盐饮食，切忌过咸。盐的摄入量应控制在每日6克以下，如有高血压、高血脂等心血管并发症者，摄入量最好能控制在每日4~5克。

> 普通啤酒瓶盖，去掉垫圈，盛满盐抹平，约为6克。
>
> 不去掉垫圈，松松抹平，约为5克。

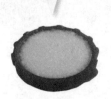

20毫升酱油中
含有3克盐

每日烹调用油不超过
25克（约30毫升）

每日总摄入量
不超过6克

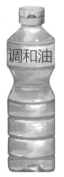
调和油

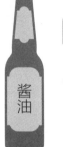
酱油

盐

烹调用油也应限量

日常食用的烹调油包括植物油和动物油。不论哪种油，脂肪、热量都是一样高的，因此，都要控制好总摄入量，做到每日烹调用油不超过25克。

动物油一般炒菜更香，也常用于糕点制作，但对于糖尿病患者来说，不如植物油健康。动物油中，饱和脂肪酸和胆固醇含量高，而植物油中的不饱和脂肪酸含量更高，对降低血脂、保护心血管更为有利，有助于预防糖尿病并发症的发生。所以，植物油是"三高"人群的首选用油。

🔔 计算每日盐的摄入量时，由于食物和调料中的盐都要算进去，所以，别光限定盐罐里的盐，烹调时还要少加酱油、黄酱、味精、鱼露等调味品，腌肉、泡菜、腐乳、咸菜、咸鸭蛋等咸味的加工食品也不宜多吃。

🔔 限盐也不可过度。如夏季出汗较多时，盐量需适当增加。此外，如出现浑身无力、走路四肢发软、头晕眼花等血钠、血钾过低的情况时，可适当增加些盐。

🔔 植物油包括：大豆油、菜籽油、花生油、玉米油、芝麻油、橄榄油、棉籽油、调和油等。

🔔 动物油包括：猪油、黄油（牛油）、奶油等。

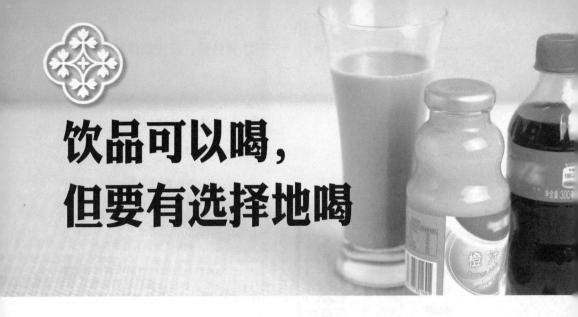

饮品可以喝，
但要有选择地喝

口渴多饮时不要限水

糖尿病患者往往有口干渴、喝水多、排尿多的表现，这些是糖尿病的典型症状。为了减少排尿，不少人认为应该控制饮水。其实，糖尿病患者要认识到正确"补水"的重要性。

口干口渴是阴虚内热、津液耗损的表现。糖尿病患者如果限制饮水的话，会加重燥热、脱水，甚至引起酮症酸中毒或高渗性昏迷，非常危险。

因此，一般糖尿病患者不要刻意限制饮水。每天饮水次数最好达到6次以上，饮水总量为2000~2500毫升为宜。

不要等口渴了才去喝水，当人感到"渴"的时候，实际上身体已经严重缺水了。

晚上临睡前半小时内不宜大量喝水，以免造成夜尿频多，影响睡眠。

糖尿病合并严重的心、肾功能障碍，出现少尿、水肿者不宜多喝水。夜间更应控制饮水量，以免加重水肿。可以在睡前1小时左右饮用温开水或1杯低脂牛奶，睡前尽量排尿，以保障夜间的睡眠质量。

喝什么很重要

喝水以温白开水或矿泉水为佳，温度一般在20～30℃。

饮品可以代替白开水，作为补水手段。

一杯清茶是糖尿病患者清热解渴的最佳选择。而在选择其他饮品时，就要参考热量值了。很多饮品热量相当高，如果汁、汽水、牛奶、奶茶等，饮用较多时要计入每日总热量，相应减少其他食物量。

🔔 冰镇、含气饮料最伤害脾胃，最好不要选用。

🔔 果汁等高糖饮料无异于"糖水"，不宜选择。

🔔 多饮奶茶不仅高热量、易发胖，还摄入了大量反式脂肪酸，对健康不利。

🔔 喝咖啡首选不加糖、不加奶的"清咖"，热量较低，且有助于促进代谢和减脂。

 1杯绿茶＝0千卡

 1杯清咖啡＝0千卡

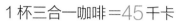 1杯三合一咖啡＝45千卡

 1杯豆浆＝31千卡

 1杯脱脂牛奶＝71千卡

1杯普通牛奶＝132千卡

 1杯果汁＝120千卡
（因水果品种不同有差异）

 1罐可乐＝145千卡

 1杯珍珠奶茶＝175千卡

 1杯啤酒＝150千卡

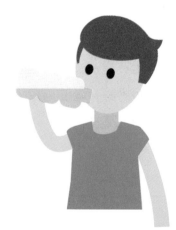

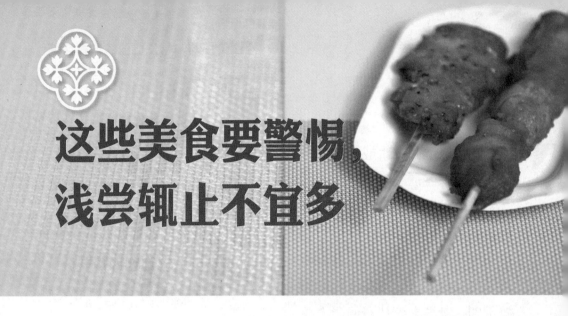

这些美食要警惕，浅尝辄止不宜多

糖尿病患者在饮食中并没有什么食物是绝对不可以吃的，只是有些食物热量、糖分、脂肪或胆固醇含量偏高，升糖速度偏快，需要比较严格地限制食用量。除了前面提到过的食物外，以下这些美食也要提高警惕，不要一次吃太多！

油炸食品

炸薯片、油饼、油条、炸馒头、炸麻花、炸鸡、炸丸子等食物含油脂量大，热量高，不易消化，食用过多严重影响消化功能，对心血管健康也十分不利。

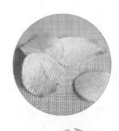

尤其是高淀粉类食物，如土豆、馒头、面粉等，吸油量惊人，经过油炸后成为高油、高糖食物，容易导致肥胖，最好少吃。

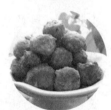

猪皮、鸡皮

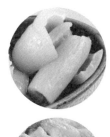
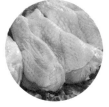

猪皮、鸡皮、鸭皮等动物皮散发着油脂的香气，做成皮冻或烤制后非常好吃，但其十分油腻，脂肪含量远高于动物肉，常吃对血糖、血脂均有不良影响。食用肉类时，最好将皮除去，只吃瘦肉的部分。

烤羊肉串

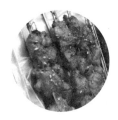

羊肉本身就比较热性，烤羊肉串时刷了油脂，添加了热性的孜然、辣椒等调味料，借助火力烧烤的方式又让肉的热性更上一层楼，多吃容易助热生火、生燥伤阴，加重口渴燥热之感。不论多爱这一口，都要记得节制！

糖炒栗子

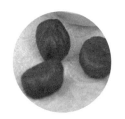

秋冬季节，街上常会飘着糖炒栗子的香味，但栗子是高淀粉食物，再加上糖炒，含糖量极高。糖尿病患者最好有点自制力，记住：10个糖炒栗子顶一碗饭！

麻辣火锅

辣椒、胡椒、花椒、芥末等辛辣刺激的调料放太多，会耗伤阴津，使人身体燥热，加重糖尿病患者口干口渴的症状。麻辣火锅类的饮食法更是高油、高脂、高辣、高热量，可以说是"火上浇油"，糖尿病患者最好少吃。

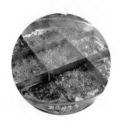

花生、瓜子、核桃等坚果

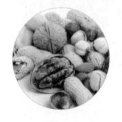

花生、瓜子、核桃、腰果、松子、榛子等坚果种仁里含有大量的植物油脂，热量很高，应限量食用。但此类食物一吃就往往停不下来，很难控制，一不小心就会热量超标，容易长胖。

糯米枣糕

糯米的升糖指数非常高，再加上高糖分的大枣，食用时又蘸白糖，少吃为妙。

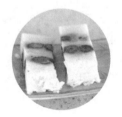

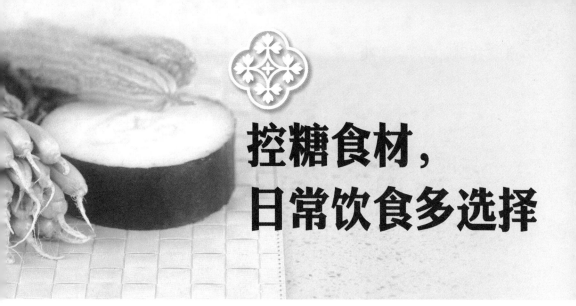

控糖食材，
日常饮食多选择

　　有些食材的GI值偏低，热量及糖分低，而膳食纤维含量高，能延缓餐后血糖吸收，起到控制和平稳血糖的作用。还有些食材具有清热润燥、生津止渴的功效，对缓解糖尿病症状十分有益。我们把这些食材称为"控糖食材"，糖尿病患者在日常饮食中可以多多选择。

低糖、低热量的食材

主要为绿叶菜及瓜茄类蔬菜，如菠菜、小白菜、空心菜、黄瓜等，富含纤维素，多吃一些，血糖也不会超标。

清热润燥的食材

能清热滋阴、生津润燥，对改善糖尿病患者的阴虚内热体质有很大好处，并能缓解口干、口渴、烦热的症状，如冬瓜、木耳等。

苦味食材

与甜对应的是苦，苦味食物对缓解"甜蜜的疾病"效果好，如苦瓜、苦菊等，多苦少甜，能起到一定的平衡作用。

健脾、助消化的食材

脾虚是引发糖尿病的重要因素，吃些健脾食物，如山药、猪肚等，对脾胃虚弱型的糖尿病患者有益。

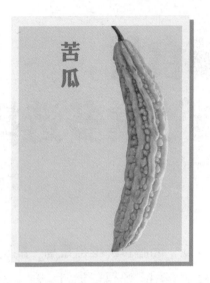

苦瓜

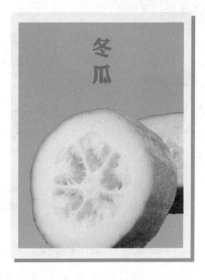

冬瓜

苦瓜被誉为"植物胰岛素"，其所含的苦瓜苷、苦瓜素等降糖活性物质有刺激胰岛素分泌、修复胰岛细胞、增加胰岛素敏感性的作用，降糖效果明显。尤其适合肥胖型糖尿病患者。

苦瓜还有良好的降脂作用，有助于控制体重，预防心血管并发症。

苦瓜清热解毒、健胃消渴，能有效缓解糖尿病患者烦热燥渴的症状。

冬瓜是低糖、高钾、低钠食物，且富含水分，热量值极低。其所含的生物碱对人体新陈代谢有独特作用，可有效抑制糖类转化为脂肪，从而达到减肥目的，对 2 型糖尿病兼肥胖者更为有益，并对糖尿病并发高血压、高脂血症以及肾脏病等有较好的辅助治疗作用。

冬瓜有止消渴、利小便、消水肿、清心火的功效，可改善糖尿病患者烦闷、干渴等症状。

🔔 苦瓜味苦性寒凉，不要一次吃得过多，尤其是脾胃虚寒者不宜多食。

🔔 冬瓜性寒，久病不愈者与脾胃虚寒、易腹泻者慎食。

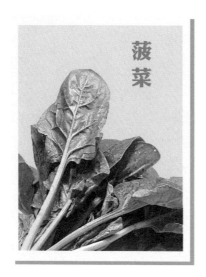

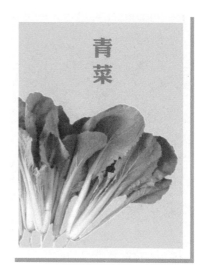

菠菜叶中含有一种类似于胰岛素的物质，对2型糖尿病患者能起到保持血糖稳定的作用。

菠菜富含维生素和矿物质，有利于保护皮肤健康、维护正常视力，预防和改善糖尿病并发视力障碍及皮肤病变。

菠菜能够降低胆固醇，预防动脉硬化，改善糖尿病患者的血管病变。

大量的膳食纤维不仅有助于降糖，还能防治便秘。

🔔 脾胃虚寒、易腹泻者不宜多吃。

青菜又叫小白菜、江门白菜、油白菜、小油菜，古代称为菘菜。具有解热除烦、生津止渴、清肺消痰、通利肠胃、促进代谢、清肝解酒等功效，常用于肺热咳嗽、消渴、便秘、食积、疮毒、酒醉等。

中医古籍说它"久食通利肠胃，除胸中烦，解消渴。""消食下气，治瘴气。"适合脾胃不和、内热烦渴、肥胖多脂以及并发心血管病的糖尿病患者。

🔔 脾胃虚寒、大便溏薄者不宜多吃。

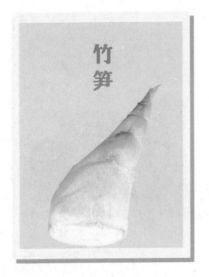

竹笋

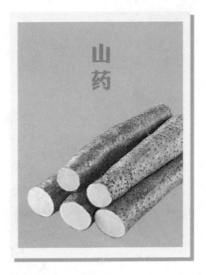

山药

竹笋包括冬笋、春笋等，具有清热化痰、益气和胃、治消渴、利水道、利膈、和胃等功效。

竹笋是低热量、低糖、高纤维的食材，能促进肠道蠕动，去积食，防便秘，抗肿瘤，也是防治"三高"的良药，尤宜肥胖、烦热口渴、小便不利、大便不畅的糖尿病患者。

竹笋自古被当作"菜中珍品"《备急千金要方》中说它"主消渴，利水道，益气力，可久食。"

🔔 竹笋滑利大肠的作用较强，脾胃虚寒易泻者不宜多吃。

山药也叫薯蓣、淮山。其所含的黏蛋白对空腹血糖和餐后血糖都有一定的控制效果。

山药有健脾补肺、益肾固精、强身抗衰的功效，可改善烦热口渴、肺虚咳喘、疲乏无力、脾虚久泻、遗精、带下、尿频等症状，尤宜脾肺肾虚弱的老年糖尿病患者，对防治糖尿病并发肾病、心血管疾病等均十分有益。

🔔 湿盛中满或有积滞、腹胀便秘者不宜多吃山药。

🔔 鲜山药含糖量较高，不宜一餐吃太多，应注意计算其热量，并扣减相应的主食量。

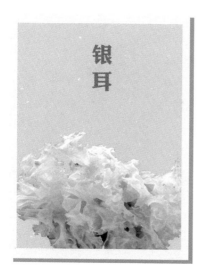

银耳

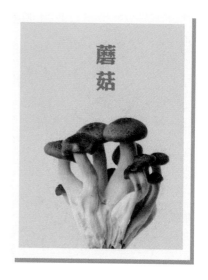

蘑菇

银耳多糖对胰岛素降糖活性有明显影响，且膳食纤维含量很高，能延缓人体对碳水化合物的吸收。

银耳有降血脂的作用，可防治糖尿病并发高脂血症。

银耳有滋阴润燥、补益肺肾、提高免疫力的功效，尤其对于阴虚火旺、燥热烦渴、大便干燥，又不受参茸等温热滋补的糖尿病患者来说，更是不可多得的滋补营养品。

🔔 风寒咳嗽者及湿热酿痰致咳者禁用。

蘑菇的种类很多（包括香菇、口蘑、平菇、鸡腿菇、金针菇、猴头菇等），在功效上有共同点——富含铬元素，它有助于维持胰岛素功能，促进糖代谢。且菇类普遍含糖量较低，膳食纤维较高，可以减缓人体对糖类的吸收，有益于保持血糖平稳。

各种蘑菇都有降低人体胆固醇、调节血脂的作用，对于防治高血压、心脏病等糖尿病并发症有良好的效果。

🔔 香菇的嘌呤含量很高，痛风患者不宜多吃。

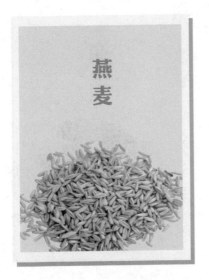

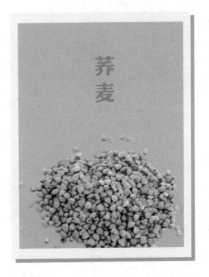

燕麦是一种低糖粗粮，其丰富的膳食纤维可以增加饱腹感，减少食量，防止餐后血糖过快上升，促进糖代谢，有助于稳定血糖，最宜中老年人早餐时，代替主食食用。

燕麦对脂肪代谢有良好的调节作用，可降低胆固醇，预防高脂血症、冠心病、高血压等糖尿病并发症。

燕麦可防止热量过剩，控制肥胖，预防便秘。

荞麦是一种粗粮，常做成面条食用。其膳食纤维特别丰富，吸水膨胀后使饱腹感增加，从而可减少其他食物的摄取，平稳餐后血糖，并能促进排便。

荞麦能清除血脂，降低胆固醇和血压，软化血管，抑制凝血，抗栓塞，可预防糖尿病并发高脂血症及动脉硬化。

 燕麦一次不宜吃太多，过多容易造成胃痉挛或胀气。

荞麦不可一次吃太多，每餐食用过多容易引起腹胀、消化不良。

脾胃虚寒易腹泻者不宜食用。

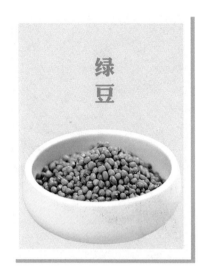

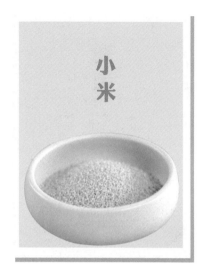

绿豆含有丰富的膳食纤维，有助于平稳血糖，降血脂，利小便，解热毒，预防便秘，是湿热肥胖型糖尿病患者的理想食品。

绿豆有解毒利尿、消水肿、清热明目的作用，对于糖尿病并发肾病、眼病者来说，是天然的保健食疗品。

绿豆还可改善糖尿病患者烦燥内热、口干口渴等症状。

🔔 绿豆性凉，过量食用可引起腹泻。体质虚寒、脾胃虚弱者不宜多吃。

🔔 服用补益类药物期间不要吃绿豆，以免降低疗效。

小米也叫粟米，具有和中、益肾、除热、解毒的功效，常用于脾胃虚热、反胃呕吐、腹满食少、消渴、泻痢等症。

陈粟米（储存一年以上者）除烦、止痢、利小便的作用强，尤宜虚热烦渴、睡眠不安、年老体虚以及并发肾病的糖尿病患者食用。

《备急千金要方》中说："陈粟米，味苦寒无毒，主胃中热消渴，利小便。"是治疗脾胃病的饮食良方。

🔔 气滞、体质虚寒、小便清长者不宜多吃。

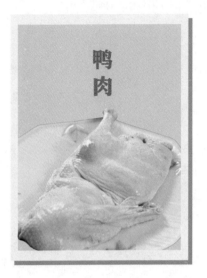

鸭肉

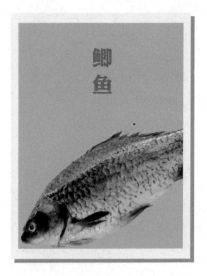

鲫鱼

鸭肉蛋白质比例高，脂肪含量适中，主要含不饱和脂肪酸，且富含钙、B族维生素等，并有清热消肿的作用，有助于预防糖尿病并发神经系统疾病。

鸭肉是凉补的肉类，有滋阴清热、健脾利水的功效，尤宜阴虚内热体质的糖尿病患者食用，既可补虚弱、健脾胃、增营养，又能缓解上火、烦热、干渴、水肿、便秘等症状。

鲫鱼所含的优质蛋白容易被人体消化吸收，是糖尿病、肾病、心脑血管疾病患者的良好蛋白质来源。

鲫鱼有健脾利湿、和中开胃、活血通络、温中下气的功效，"治消渴饮水"，对老年体虚、脾胃虚弱、精神倦怠、身重乏力、慢性腹泻以及兼有肾病水肿的糖尿病患者有很好的滋补调养作用。

🔔 鸭肉性偏凉，体质虚寒，或因着凉引起食欲减退、腹痛、腹泻者不宜多食。

🔔 鲫鱼清蒸或与豆腐、冬瓜煮汤最佳，不宜煎炸食用。
不要吃鲫鱼鱼子，以免胆固醇及脂肪超标。

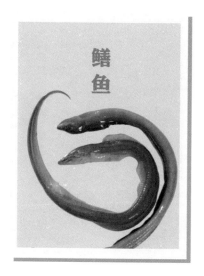

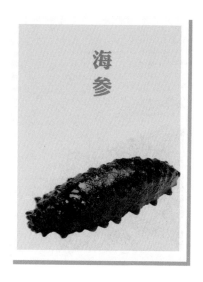

鳝鱼中的鳝鱼素能降低和调节血糖，对糖尿病有较好的治疗作用，而且鳝鱼脂肪含量较低，是糖尿病患者的理想食品。

鳝鱼中维生素A含量极高，可增进视力，去除眼疾，有"天然眼药"之称，有助于预防糖尿病并发眼病。

鳝鱼有补气养血、温阳补脾、滋补肝肾、祛风通络的强壮滋养功效，尤宜虚弱乏力、四肢酸痛、肝脾肾亏虚的糖尿病患者食用。

🔔 瘙痒性皮肤病、红斑狼疮、急性炎症患者忌食。

海参是高蛋白、低脂肪、低胆固醇的营养品。海参多糖具有修复再生功能，可修复受损和失去活力的胰岛细胞，增加胰岛素分泌量，促进胰岛功能恢复。

海参具有补肾益精、养血润燥的功效，可增强体力和免疫力，改善疲倦乏力、腰膝酸软、燥热烦渴、失眠、早衰、视力衰退、便秘、高血压等症状，尤宜气阴两虚、体弱乏力的老年糖尿病患者食用。

🔔 海参性滑利，脾胃虚寒、痰多、腹泻者不宜食用。

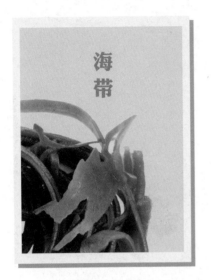

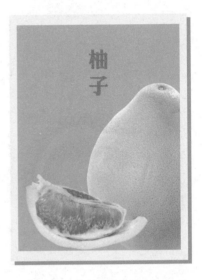

海带热量低，纤维素含量高，矿物质丰富，可改善人体酸碱平衡，调节代谢机能，全面保护内分泌系统。其对胰岛细胞也有保护作用，可调节胰岛素分泌，降低血糖。

海带能软坚化痰、利水泄热、降压降脂、清肠解毒、促进排便、消肿减肥，尤宜糖尿病兼有肥胖、高血压、高血脂、动脉硬化者食用。

🔔 海带性寒，脾胃虚寒、痰多腹泻者不宜多吃。

🔔 有流产倾向的妊娠糖尿病患者不宜多食。

柚子中含有类似胰岛素的成分，有助于调控血糖，且其所含天然果胶能降低血液中的胆固醇，并延缓葡萄糖的吸收。

柚子是低糖分、偏苦味的水果，且高钾、低钠、富含维生素C，有降血压作用，尤宜糖尿病并发高血压等心脑血管疾病以及肾病患者食用。

柚子还有健胃清肠、理气化痰、生津止渴、促进消化、解热除烦、润肺止咳等作用，是缓解内热烦渴的天然良药。

🔔 柚子性寒，体质偏寒、脾胃虚弱、易腹痛腹泻者少食。

善用中药材——
画龙点睛的药膳方

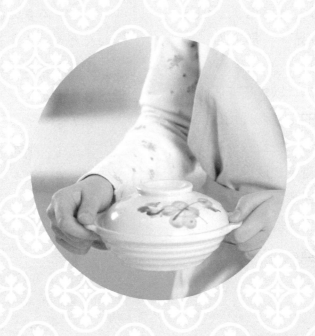

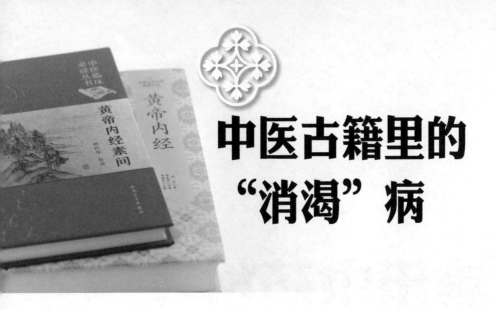

中医古籍里的"消渴"病

糖尿病在中医属于"消渴"的范畴，但又不完全等同于消渴。

消渴作为病名，早在《黄帝内经》中就已有记载，最早见于《素问·奇病论》。但其中在多数情况下，称之为"消瘅（dàn）"，"瘅者，热也"，指内热、饮食不充肌肉，揭示了此病的主要病理和症候。又指其多见于"肥贵人"，所谓"肥贵人则膏粱之疾也"（见于《素问·通评虚实论》），揭示了此病的常见人群以及和饮食紧密相关的病因。

《黄帝内经·素问》："此肥美之所发也，此人必数食甘美而多肥也。肥者令人内热，甘者令人中满，故其气上溢，转为消渴。"

《景岳全书》："消渴病，其为病之肇端，皆膏粱肥甘之变，酒色劳伤之过，皆富贵人病之而贫贱者少有也。"

以消渴病作为专篇论述并介绍治法的，最早见于东汉张仲景的《金匮要略》，但其中所讲述的"消渴"与现代所说糖尿病或尿崩症并不完全吻合。

唐代孙思邈《备急千金要方》和王焘《外台秘要》认识到消渴病有小便甜、易生痈疽等情况，为预防生痈疽，孙思邈就提出"长服瓜蒌汁以除热"，这也可以看作是此病最早的日常药膳食疗法。

消渴病以难治著称。《素问·气厥论》中说："肺消者，饮一溲二，死不治。""缓则治其本"。多数情况下，消渴病是以缓图、治本为前提，而这也是中医药膳食疗最为擅长的领域。

中医认为，此病的治疗效果好坏与患者自身的起居、饮食节制有直接关系，尤其要节制"饮酒、房事、咸食及面"，不知节制者，用什么药也治不好！

🔔 《备急千金要方》："消渴之人，愈与未愈，常须思虑，有大痈，何者？消渴之人，必于大骨节间发痈疽而卒，所以戒之在大痈也，当预备痈药以防之。有人病渴利，始发于春，经一夏，服栝蒌、豉汁，得其力，渴渐瘥。"

🔔 《备急千金要方》："治之愈否，属在病者。若能如方节慎，旬月可瘳。不自爱惜，死不旋踵。方书医药实多有效，其如不慎者何？其所慎有三：一饮酒，二房室，三咸食及面。能慎此者，虽不服药而自可无他。不知此者，纵有金丹亦不可救，深思慎之。"

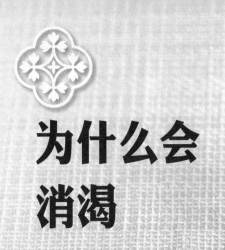

为什么会消渴

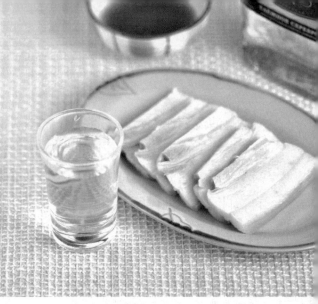

从中医角度看，以下原因均可导致消渴病。

先天不足，五脏柔弱

母体胎养不足而致五脏柔弱，或某些脏器的功能有损，均为先天不足的情况。也可以认为是携带一些容易致病的家族遗传基因。这在1型糖尿病或青少年糖尿病患者中较为多见。

饮食不节，饮酒过量，积热伤津

长期饥饱失节、过食肥甘油腻、口味过重、大量饮酒，都会使脾的运化功能损伤。"脾虚致消"，胃中积滞，蕴热化燥，伤阴耗津，胃中燥热使"消谷善饥"症状加重。

《备急千金要方》："凡积久饮酒，未有不成消渴，然则大寒凝海而酒不冻，明其酒性酷热物无以加，脯炙盐咸，酒客耽嗜，不离其口，三觞之后，制不由己，饮啖无度，咀嚼醢酱不择酸咸，积年长夜，醺兴不解，遂使三焦猛热，五脏干燥，木石犹且焦枯，在人何能不渴。"

安逸少动，形体肥胖

体力活动过少，过于安逸，形体肥胖、膏脂有余者易消渴。因胖人多痰，痰阻耗损阴津，容易化生燥热而干渴。

情志失调，肝气郁结

精神刺激、情志失调是糖尿病发生的重要因素，长期过度的精神刺激，如紧张、烦忧、郁闷、愤怒等情绪易郁肝气、积心火、伤肺气、灼胃津、耗肾液而引发消渴。

外感六淫，毒邪侵害

外感六淫（风、寒、暑、湿、燥、火六种外感病邪），毒邪内侵，伤及脏腑，化燥伤津，也可能发生消渴病。

损耗过度，房事不节

思虑劳神、熬夜不眠或体力损耗过度，都会暗耗阴血，损伤心脾，造成阴虚内热。而房事过频过劳、恣情纵欲易导致肾精亏损、虚火内生，也是发病的诱因。

《备急千金要方》："盛壮之时，不自慎惜，快情纵欲，极意房中，稍至年长，肾气虚竭。"

血瘀，久病

血瘀也是消渴病的重要病机之一。一是气阴两虚、瘀血内停而致消渴；二是瘀血化火、灼伤津液致消渴。

病久入络，"久病必瘀"，血瘀又会引发消渴，因此，有其他慢性病日久者也易继发糖尿病。

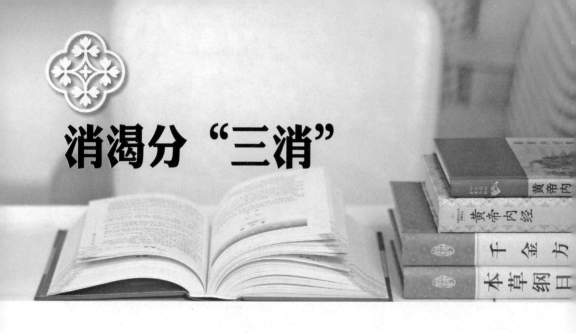

消渴分"三消"

　　中医认为，消渴病以阴虚为本，燥热为标，病变脏腑主要在肺、胃、肾，尤以肾为关键。三脏之中，虽有所偏重，但往往又互相影响。因病程较长，需要辨证治疗和调养。

　　《黄帝内经》根据肺燥、胃热、肾虚的不同病机，将消渴分为"三消"：上消、中消、下消，体现出疾病发展的不同阶段。《活法机要》描述了三消的症状及病理。可以看出，消渴多从上消开始，越往下发展，病情越严重。发展到中消时，有明显症状，而发展到下消时，多出现肾病并发症，治疗起来就比较困难了。所以，早发现、早调理、治未病，才是防病治病的关键所在。

　　《活法机要》："上消者，肺也。多饮水而少食，大便如常，小便清利，知其燥在上焦也。消中者，胃也。渴而饮食多，小便赤黄，热能消谷，知其热在中焦也。消肾者，初发为膏淋，谓淋下如油膏之状，至病成，面目黧黑，形瘦而耳焦，小便浊而有脂液。"

上消 **病在肺**　"饮一溲二，多饮而渴不止者也。"

属肺，肺热伤津。多饮而口渴、口干不止，大便如常，小便清利，多形体肥满、体力减退，血糖、尿糖偏高。

此时病情仍算轻微，处于早期阶段，但已有口渴、多饮、多尿等症状，调理以清热生津、润肺止渴为主。

中消 **病在胃**　"胃中热则消谷，令人善饥。"

属胃，胃热炽盛，消谷善饥。进食多而容易饥饿，饮水多而小便短赤，消瘦、乏力、便秘，血糖、尿糖偏高。

此时病已伤及内脏，症状明显，调理以清胃泻火、养阴生津为主。

下消 **病在肾**　"溲便频而膏浊不禁。"

属肾，肾阴亏虚或气阴两虚、阴阳两虚。口渴多饮且尿频量多、浑浊如膏，腰膝酸软。

此时病情已趋严重，多并发肾病，调理以补肾滋阴、益气润燥、调和阴阳为主。

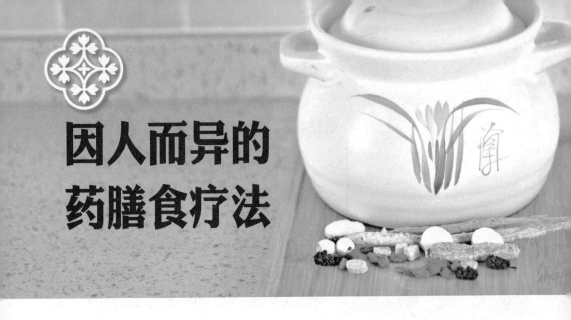

因人而异的药膳食疗法

药膳食疗降糖效果好

中医认为，饮食不节是导致糖尿病的重要原因，所以，通过融入日常饮食的药膳来进行食疗、食养，对防治糖尿病非常有效。

药膳疗法在我国有着悠久的历史，自古就有"医食同源、药食同源"之说。药膳是以中医药学的理论为指导进行药物和食物的配伍、烹调，遵循辨证论治的原则进行临床施膳。药膳既是营养丰富的食品，又是具有一定疗效的中药方剂，药物与食物紧密结合，兼保养身体和治疗疾病于一体，是中医传统疗法之一。

药膳取药物之性，食物之味，药借食力，循经入脏，调补功能较强；食助药威，治疾而不损正气，服药而未伤胃气；二者相辅相成，相得益彰，是治疗糖尿病这样的慢性疾病的最好方法。

从总体调养的原则上看，药膳食疗应以调补气阴为主，健脾胃、补肾虚是重点，兼顾化痰瘀、通血脉，才能有效地控制和稳定病情，并减少并发症。

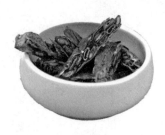

对症调养是关键

中医调养的关键还在于"对症"，应当根据不同的病因、病情及血糖控制状况，有的放矢、辨证用膳，并结合糖尿病饮食总量控制原则，才能获得到预期的效果。

肺胃燥热型

主要表现：烦渴多饮，消谷善饥，口干舌燥，身体消瘦，小便频数，大便燥结，舌红脉数。

调养原则：清泻肺胃燥热，养阴生津润燥。

常用药食：绿豆、水芹、百合、葛根、银耳、梨、山药、瓜蒌、枸杞子、麦冬、西洋参、桑椹等。

阴虚津亏型

主要表现：口渴多饮，尿频色清，手足心热，口干舌红，脉沉细数。

调养原则：滋阴润燥，泻火补肾。

常用药食：鸭肉、海参、山药、桑椹、甲鱼、枸杞子、五味子、生地黄、沙苑子、葛根、乌梅、冬虫夏草等。

阴阳两虚型

主要表现：尿频清长，口渴多饮，口干少津，舌淡苔白，脉沉迟。

调养原则：补肾温阳，固精缩尿。

常用药食：枸杞子、沙苑子、山药、核桃、莲子、芡实、鹌鹑、乌鸡、生黄芪、熟地黄、太子参、玄参、苍术等。

药膳食疗调养并发症

糖尿病持续发展的结果就是出现多种并发症，所以，中医调养的另一个重点是预防和延缓并发症的发生、发展，改善糖尿病患者的生活质量。

糖尿病合并高血压

二者常常合并发作，被称为"同源性疾病"。

主要表现：口渴多饮，头痛眩晕，烦躁易怒，耳鸣，眼花，失眠，尿浊，舌质红，脉弦或细数。

调养原则：清肝泻火，滋阴潜阳。

常用药食：芹菜、冬瓜、菊花、桑叶、空心菜、玉米须、陈皮、海蜇、茯苓、生地黄、夏枯草、车前子、龙胆、车前草、薏苡仁等。

糖尿病合并心脏病

多发冠心病、心肌病等，进一步会发展为心绞痛、房颤、心梗等危症。

主要表现：口渴多饮，疲劳气短，头晕，心悸，失眠，多汗，尿频量多，舌质暗褐，脉细数或迟涩。

调养原则：养心滋阴，活血化瘀。

常用药食：鳝鱼、海带、山楂、丹参、太子参、桃仁、三七、天花粉等。

糖尿病合并眼病

高血糖会导致视网膜病变、白内障、青光眼、眼底黄斑病变等，致盲率很高。

主要表现：口渴多饮，多食，尿浊量多，两目昏花，目赤涩痛，视力减退，舌红脉细数。

调养原则：益气养阴，清肝明目。

常用药食：菊花、山楂、枸杞子、决明子、谷精草、桑椹、胡萝卜、沙苑子等。

糖尿病合并周围神经病变

常有肢端感觉麻木迟钝、运动障碍、下肢乏力、足部溃疡或坏疽等。

主要表现：口渴多饮，心悸，眩晕，便秘或泄泻，汗证，腰膝酸软，四肢无力，健忘嗜睡，舌苔白，脉沉细。

调养原则：补元益气，对症治疗。

常用药食：山药、虾、扁豆、莲子、甲鱼、灵芝、玄参、冬虫夏草等。

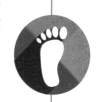

糖尿病合并肾病

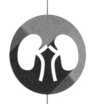

10年以上的糖尿病患者以及血糖控制不佳者，肾病并发率很高，常出现蛋白尿、水肿，最终导致肾衰竭。

主要表现：口渴多饮，尿浊量多，腰膝酸软，或神疲乏力，畏寒怕冷，遗尿，脉沉迟。

调养原则：滋阴补阳，温肾健脾，益气固涩。

常用药食：山药、枸杞子、沙苑子、桑椹、莲子、核桃、芡实、金樱子、车前子、车前草、覆盆子、五味子、黄芪、苍术等。

降糖药茶，
方便有效

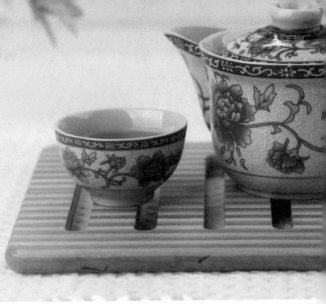

茶叶本身就是天然降糖药。普通的绿茶、红茶、乌龙茶等都有清热、止渴、消脂、解毒的作用。经常饮茶，对降糖都有一定的好处。

药茶一般是取一味或几味中药（或搭配茶叶），冲泡或煎汁，过滤后代茶饮用。煎汁可以更充分地释放药效，降血糖、缓解不适症状的效果更好。

降糖药茶最大的优点就是方便，糖尿病患者时常会有口干、口渴、燥热心烦的现象，随时饮用药茶，可补水止渴、滋阴润燥，时间上不受限制，适合糖尿病人长期日常保健。当然，前提是选择适合自己的药材，对症饮用。

药茶直接冲泡法

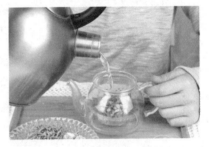

将茶叶或药材直接放在茶壶中，沸水冲泡盖闷后饮用。

药茶煎汁法

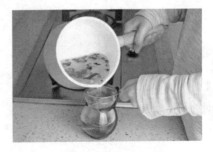

将药材与锅中加水煎煮，过滤取汁，代茶饮用。

瓜蒌茶

【功效】 清热化痰，宽胸散结，润肠通便，常用于糖尿病早期。

【材料】 瓜蒌15克。

【做法】 将瓜蒌捣碎装入茶袋，放入茶壶中，以沸水冲泡，闷泡15分钟后，代茶频饮。

【专家箴言】

🔔 瓜蒌为清热化痰药，常用于痰热咳喘、结胸痞满、肠痈肿痛、大便秘结等。

🔔 《本草纲目》说瓜蒌"润肺燥，降火，治咳嗽，涤痰结，利咽喉，止消渴，利大肠消痈肿疮毒"。唐代医家孙思邈认为"长服瓜蒌汁以除热"，最宜糖尿病早期的"上消"阶段，可控制疾病发展。

🔔 瓜蒌性寒，脾胃虚寒者不宜饮用。

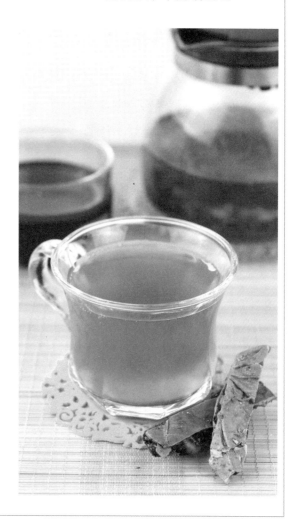

普洱茶

【功效】健脾消食,化解油
腻,降血糖,降血脂。

【材料】普洱茶6克。

【做法】将普洱茶置于茶壶中,以沸
水冲泡,闷泡15分钟后饮用。

【专家箴言】

普洱茶属于后发酵黑茶,不像绿茶那么寒凉,可温养脾胃,适合脾胃虚寒者调养。

普洱茶有降糖降脂、生津止渴、促进消化、清热解毒、利尿消肿等功效,尤其适合高血糖、高血脂、动脉硬化、肥胖、胃病患者日常饮用。

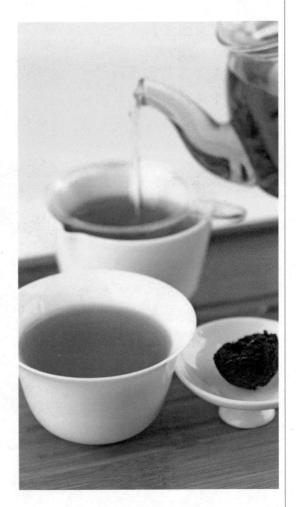

玉壶茶

【功效】益气生津，降糖止渴，治消渴。

【材料】天花粉、麦冬、人参各适量。

【做法】1 取天花粉、麦冬、人参，以3：2：1的比例，共研粗末，混合均匀装瓶保存。

2 每日取药粉30克，装入纱布包，置茶壶中，以沸水冲泡，盖闷15分钟后饮用。

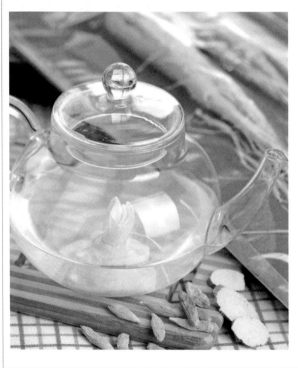

【专家箴言】

🔔 天花粉为栝楼根，可清热生津，消肿排脓，常用于内热消渴。麦冬可养阴润肺，清心除烦，益胃生津。人参能大补元气，固脱生津，有助于改善糖尿病患者的虚弱症状。

🔔 有多食多饮、消瘦乏力、口干舌燥、心神烦闷、虚劳内热等症状的糖尿病患者尤宜小剂量常饮此茶。

🔔 胃肠实热、脘腹胀痛或下痢、滑泄者忌服。

🔔 饮此茶时忌食萝卜、茶叶。

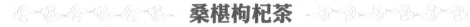

桑椹枸杞茶

【功效】补肾益精，降糖降
　　　　脂，止渴，明目。

【材料】桑椹20克，枸杞子10克。

【做法】将桑椹、枸杞子分别洗净，
　　　　用温开水泡软。一起放入锅
　　　　中，加水煎汁后，过滤取汁
　　　　饮用。

【专家箴言】

● 桑椹可滋阴补血，生津
润燥，常用于津伤口渴、
内热消渴及肠燥便秘。

● 枸杞子可滋补肝肾之
阴，生津止渴，常用于
内热津伤引起的消渴。

● 此茶可改善糖尿病患者
内热口渴、自汗、体虚
乏力、多饮、尿浊量多
等症状，对预防糖尿病
并发高血压、高血脂、
眼病、肾病均有益处。

● 脾胃虚寒、泄泻者不宜
多饮。

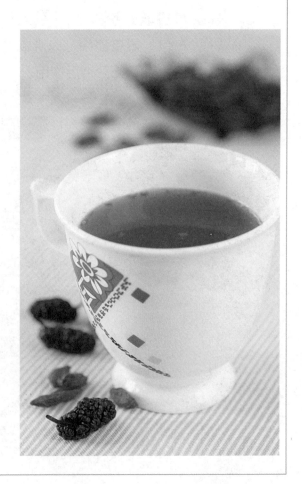

车前枯草茶

【**功效**】 清热利尿，降血糖，降血压。

【**材料**】 夏枯草6克，车前草8克。

【**做法**】 将夏枯草、车前草放入杯中，用沸水冲泡，加盖闷泡15分钟后，代茶频饮。

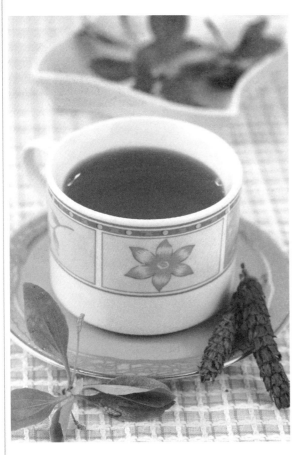

【**专家箴言**】

车前草清热利尿，凉血解毒，搭配具有清热泻火、明目、散结消肿作用的夏枯草，有较好的降压作用，并有清利头目、利尿、消除水肿的作用。

此茶适合糖尿病并发高血压、肾病者饮用，有助于改善头痛眩晕、目赤肿痛、尿少、水肿、热淋涩痛等症状。

脾胃寒弱、气虚、尿频、尿量多者慎用。

车前草 　　夏枯草

山楂大麦茶

【功效】健脾消食，行
气化瘀，用于
饮食积滞、肥
胖、高血糖、
高血脂。

【材料】山楂干5克（或去核鲜山楂
10克），炒麦芽10克。

【做法】将山楂干、炒麦芽放入杯
中，冲入沸水，浸泡20分
钟后代茶频饮。

【专家箴言】

 山楂可消食化积，行
气散瘀。大麦芽行气
消食，健脾和中，降
低血糖。

此茶能促进人体的消
化功能，有一定的
"刮油"作用，适合
因饮食油腻、肉食过
多或面食过量等引起
的饮食积滞不化、腹
胀、吐泻者，是调理
肠胃、降糖、降脂的
保健茶。

妊娠糖尿病患者慎
饮。

山楂干　　　　炒麦芽

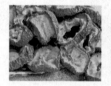 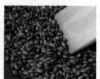

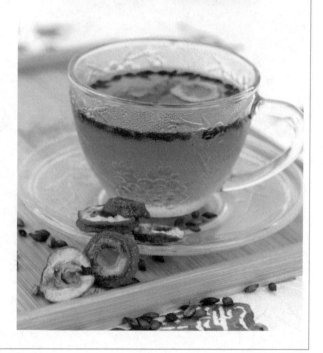

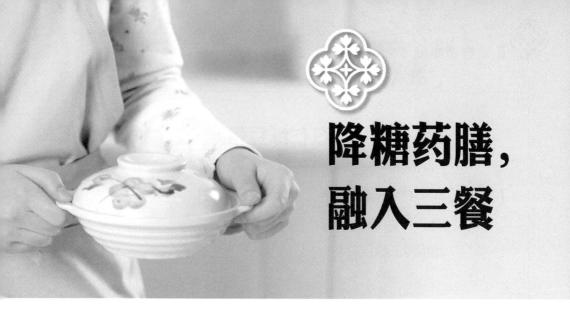

降糖药膳，融入三餐

　　除了茶饮，在日常三餐中加入药膳，也是食疗降糖的好方法。其中，效果最好的还是粥和汤。

粥

　　普通的大米粥由于淀粉糊化程度高，容易加快升糖速度，对糖尿病患者来说，不是最佳的主食选择。但如果不是以大米为主，而是以药食两用的粗杂粮为主，或是添加了一些有利于降糖的中药材，做成药粥，则对平稳血糖有好处，尤宜老年糖尿病患者。

汤

　　由于糖尿病患者本来就容易津干口渴，所以，汤是最好的保健品，既能补充水分，又能让药物成分充分溶解释放。此外，制作汤羹时，口味易于调节，食材更加软烂，也更适合脾胃虚弱的人消化吸收营养物质。只要对症添加少量药材，汤的保健效果就能显现出来了。

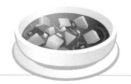

苡仁绿豆粥

【功效】 益气健脾，清热止渴，利尿消肿，减脂瘦身，稳压降糖。

【材料】 薏苡仁、绿豆各30克。

【做法】 将薏苡仁、绿豆淘洗干净，一起放入锅中，加适量水，小火煮至熟烂即可。

【专家箴言】

🔔 薏苡仁益气补脾、清热止渴、利尿消肿。绿豆健脾胃、解热毒、止消渴。

🔔 《本草纲目》中说薏苡仁煮粥"治消渴饮水"，《普济方》中说绿豆粥"治消渴饮水"。二者均是"不拘多少，任意食之。"

🔔 此粥可改善口渴多饮、心烦体热、热结便秘、小便色黄、尿少水肿、痛肿疮疹等症状，适合内热烦渴、小便不利者食用。

🔔 虚寒腹泻、便溏、尿多者不宜食用。

薏苡仁也叫薏米、薏仁米或苡仁。

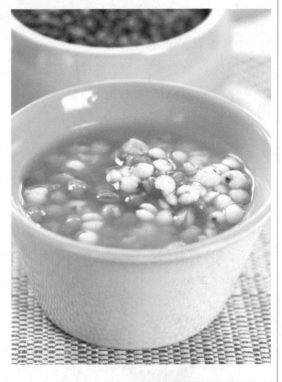

茯苓黑豆粥

【功效】 健脾除湿，润燥除烦，平稳血糖。

【材料】 茯苓粉6克，黑大豆20克，糯米50克。

【做法】
1 将黑大豆放入锅中，加适量水，先煮30分钟。
2 再放入糯米和茯苓粉，继续煮30分钟即可。

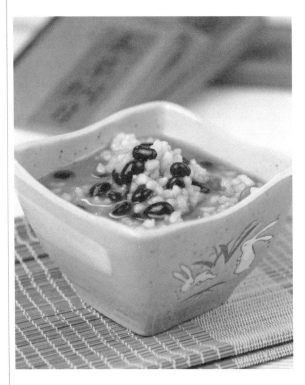

【专家箴言】

🔔 茯苓利水渗湿、健脾宁心，常用于水肿尿少、心神不安、烦躁失眠，适合脾肾虚弱的糖尿病患者调养。

🔔 黑大豆可以滋肾阴、除烦热、止燥渴、通肠胃，有利于控制血糖，并能改善糖尿病患者阴虚火旺、虚烦口渴等症状。

🔔 糯米升糖指数低，代替普通大米煮粥非常适宜。

🔔 虚寒精滑、气虚下陷者慎用茯苓。

茯苓粉

益肾消渴粥

【功效】补肾益气，温中暖胃，止渴降糖。

【专家箴言】

- 元·忽思慧在《饮膳正要》中有用羊肉汤煮高粱米成粥，治消渴病的记载。此方稍加改良，推荐给糖尿病患者。

- 高粱米是我国传统的五谷之一，有和胃、健脾、消积、温中、涩肠胃的功效。而且升糖指数很低，适合糖尿病患者作主食食用。

- 羊肉温中暖胃，补益脾肾。枸杞子则早在《神农本草经》中就有明确的"治消渴"记载。二者与高粱米共用，既加强了健脾、补肾、益气的作用，又改善了口味。患者爱吃，易于操作，效果较好。

【材料】羊肉200克，高粱米100克，枸杞子12克。

【调料】料酒、姜片各10克，盐适量。

【做法】
1 将羊肉焯水，洗净，切片后放入锅中，加适量水烧开，放入料酒、姜片，改小火煮30分钟。
2 拣去姜片，放入高粱米和枸杞子，煮至肉烂粥稠，加盐调味即成。

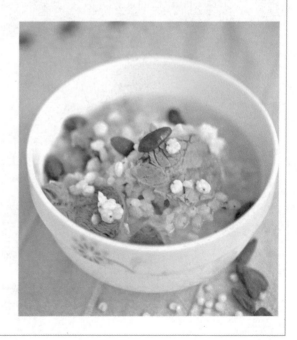

玉竹瘦肉汤

【材料】 制玉竹15克，猪瘦肉100克，香葱末少许。

【调料】 料酒、淀粉各10克，香油、盐、鸡精各适量。

【做法】
1 将制玉竹放入调料袋中，入锅加水，小火煎煮30分钟。
2 猪瘦肉切片，用料酒、淀粉抓匀上浆后下入锅中滑散。
3 再煮沸后拣去调料袋，盛入汤碗，加盐、鸡精调味，淋香油，撒上香葱末即可。

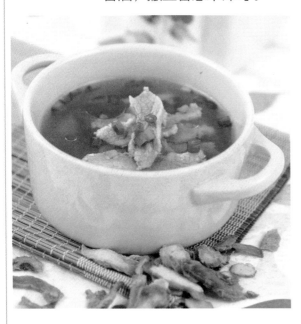

【功效】 养阴血，除烦躁，止消渴，补虚损，解劳倦。

【专家箴言】

玉竹养阴润燥、生津止渴，常用于燥热咳嗽、咽干口渴、内热消渴。《日华子本草》中说玉竹"除烦闷，止渴，润心肺，补五劳七伤、虚损"。

玉竹搭配养阴补血的猪肉，尤其适合阴虚内热、虚劳烦渴、疲倦乏力、消谷易饥、小便频数的糖尿病患者食用。

痰湿气滞、内寒偏盛、脾虚便溏者慎用玉竹。

葛根鱼头汤

【功效】滋阴退热，生津止渴，益精养血，止消渴，降血压。

【材料】鲤鱼头1个，葛根20克，枸杞子5克。

【调料】料酒、姜片各10克，盐适量。

【做法】1 鱼头去鳃、鳞，洗净，葛根、枸杞子分别洗净。

2 砂锅中放入鲤鱼头，加适量水烧开，撇去浮沫，放入葛根、料酒、姜片，改小火煮30分钟，至肉烂汤浓，加盐调味即成。

【专家箴言】

葛根解肌退热、生津止渴，可用于内热消渴、口渴多饮、体瘦乏力、项背强痛。《神农本草经》中说葛根"主消渴"，《名医别录》中记载"生根汁，疗消渴，伤寒壮热"，是治消渴的传统药材。

枸杞子调补肝肾、益精养血。鱼头可保护心血管、止眩晕头痛。

此汤可以缓解烦热口渴、颈项强痛、头晕眼花等症状，适合糖尿病并发高血压、冠心病、眼病、肾病患者食用。

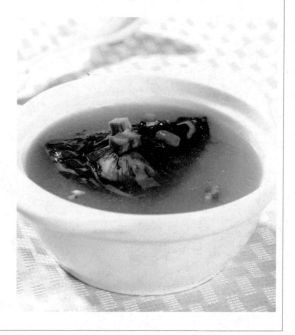

枸杞兔肉汤

【材料】兔肉（带骨）200克，枸杞子
　　　　15克。

【调料】料酒10克，盐5克。

【做法】1 将兔肉洗净，剁成大块。枸
　　　　杞子洗净。
　　　　2 兔肉、枸杞子一起放入锅
　　　　中，倒入料酒和足量水，先
　　　　大火煮开，撇去浮沫，再改
　　　　用小火炖煮1小时，加盐调
　　　　味即可。

【功效】生津止渴，养阴
　　　　润燥，预防糖尿
　　　　病并发症。

【专家箴言】

🔔 枸杞子可滋养肝肾之
阴，生津止渴，益精
明目，常用于内热津
伤、消渴烦躁，并可
预防糖尿病眼疾。

🔔 兔肉补中益气，凉血
解毒，养阴润燥，可
改善糖尿病患者阴血
不足所致的干渴、多
饮、多尿、虚弱消瘦
等症状。唐·崔元亮《海
上急验方》说它"治
消渴羸瘦，小便不禁。"

🔔 常食此汤对预防糖尿
病并发肾病、眼病、
缓解不适症状均有益。

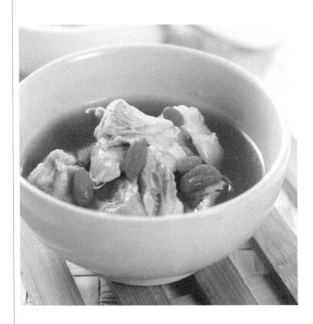

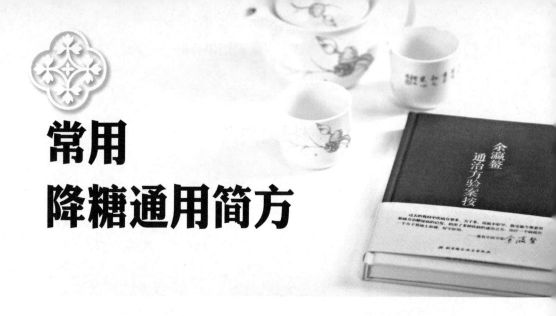

常用
降糖通用简方

消渴是一种慢性病，多数情况下，治疗是以"缓图、治本"为前提的。在《余瀛鳌通治方验案按》一书中收录了余瀛鳌先生常用的降糖通治方。这些方剂是通过查阅文献、筛选整理，在汇通古今名医的经验和认识的基础上，结合诊疗逐渐形成的。组方的配伍较严谨、疗效确切，可供糖尿病患者根据自身病情加减，参考选用。

中药调养大原则

健脾滋阴，脾肾、气阴兼顾，以滋阴、清热、生津、调中为原则，较为平妥有效。

中医治疗糖尿病常用药材

生黄芪、太子参、山药、苍术、葛根、石斛、生地黄、熟地黄、知母、黄连、黄柏、芡实、乌梅、天冬、麦冬、玄参、丹参、鸡血藤、枸杞子、五味子等。

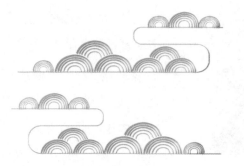

玉泉丸

【主治】消渴（常用于中消），小便
　　　　频数。

【材料】麦冬、人参、茯苓、黄芪
　　　　（半生、半蜜炙）、乌梅、
　　　　甘草各50克，天花粉、葛
　　　　根各75克。

【做法】1 以上药材研成粉末，炼蜜
　　　　　为弹子大小的药丸。
　　　　2 每日2次，每次1丸。温
　　　　　汤嚼服。

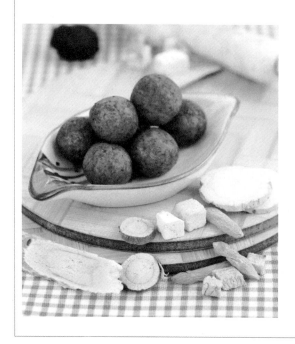

【专家箴言】

🔔 此方出自《仁术便览》，
以此方加减来治疗糖
尿病，较为平正可取。

🔔 炼蜜：炼蜜即熬炼蜂
蜜，是制蜜丸的基
础，普通蜂蜜黏性不
够，很难做成药丸，
所以需要特别炼制。

🔔 中医药炼蜜制丸是一
种传统的工艺，个人
在家制作比较麻烦和
困难，火候也不易掌
握，可以去中药房请
人制好后服用。

🔔 不制作蜜丸的话，也
可以用此方直接煎汤
饮服。

茯菟丸

【主治】 消渴（三消通治）。

【材料】 菟丝子（酒浸）700克，北五味子350克，茯苓250克，莲子肉150克，鲜山药300克。

【做法】
1 将菟丝子、北五味子、茯苓、莲子肉研成粉末，混匀。
2 鲜山药蒸熟，去皮后捣成山药泥。
3 把药粉和山药泥和成团状，先将药团搓成细条后切为小节，再揉搓成绿豆大小的丸。
4 把制成的丸装瓶，贮存于阴凉干燥处即可。
5 每次10克左右（约50丸)，用米汤冲服。

【专家箴言】

此方出自《仁术便览》，对上消、中消、下消等各类消渴均有疗效，可根据自身病情加减各材料及用量。

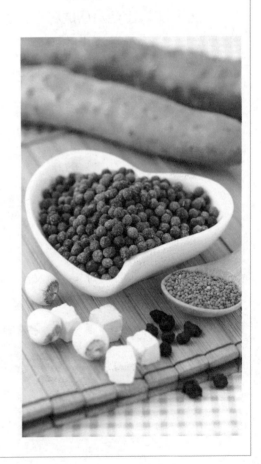

合治汤

【专家箴言】

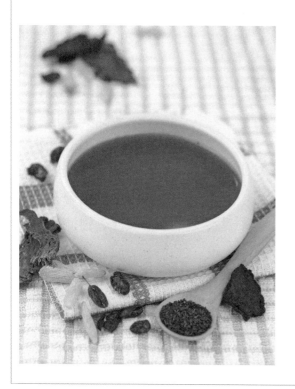

此方出自清·陈士铎《石室秘录》，是陈士铎用于治消渴的通治方。他认为三消均有"肾虚以致渴"的特点，其内热源于肾虚，是一种虚热，故"不宜直折，不宜寒消"，而应"补肾中之水，水足而火自消"。

【主治】消渴（三消通治）。

【材料】熟地黄150克，山茱萸、麦冬各100克，车前子25克，玄参50克。

【做法】
1 将所有药材放入砂锅中，加适量水，大火烧开，改小火煎煮30分钟，取汤汁。
2 再倒入水，没过药材，小火煎煮20分钟，取汤汁。
3 把2次取的汤汁混合均匀。
4 每日1剂，分2次饮用。

六神汤

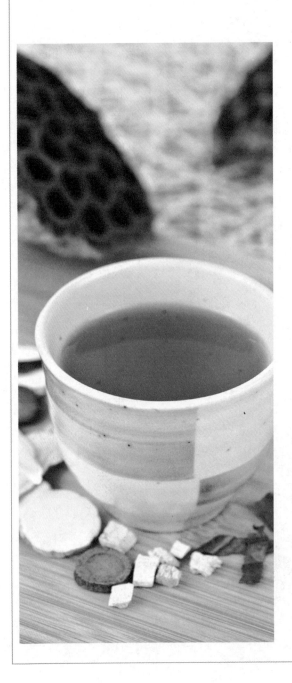

【主治】主治消渴（三消通治），尤善治糖尿病口渴。

【材料】莲房、葛根、枇杷叶、炙甘草、天花粉、生黄芪各100克。

【做法】
1 将各药材一起打成粉末，装瓶保存。
2 每次取12克，装入茶袋中。
3 用300毫升水煎煮，至剩余200毫升汤汁，过滤去渣后，取汁温热饮用。
4 每日饮服1次。

【专家箴言】

🔔 此方出自《三因极一病证方论》（南宋·陈言撰著），是治疗三消渴疾的传统常用方。

🔔 此方对不同程度的糖尿病均有效，也有助于缓解糖尿病口渴等不适症状。

🔔 此方可一次多制作一些散粉，每次取用比较方便。

【药材介绍】

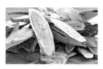

生黄芪

黄芪是补气要药，常用于治疗血虚痿黄、内热消渴，适合糖尿病体虚乏力、口渴、浮肿、并发肾病者。

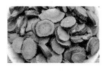

炙甘草

炙甘草可和中益气、补虚解毒，善入中焦补益脾气。其作用缓和，可增强黄芪的补脾、益气作用。

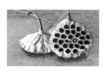

莲房

也叫莲蓬，是化瘀止血的常用药。现代研究发现，莲房提取物对改善2型糖尿病有一定作用。

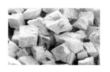

葛根

生津止渴，对热病口渴、消渴等症均有疗效，可预防糖尿病并发高血压、高血脂等心血管疾病。

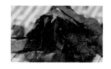

枇杷叶

枇杷叶可清肺、胃之热，常用于烦热口渴。唐·孟诜《食疗本草》记载它"煮汁饮，主渴疾"。

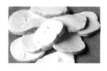

天花粉

《神农本草经》说它"主消渴身热、烦满大热，补虚安中"，是治疗糖尿病的常用药。

健脾滋肾降糖方

【主治】消渴兼肾虚。

【专家箴言】

🔔 此方见于张璐《张氏医通》，为经验效方。是在六味地黄丸的基础方上另加天花粉、桑椹、杭芍、乌梅肉等药材。意在脾肾、气阴兼顾，补肾益精，健脾生津。在临床治疗中可根据患者自身情况加减。

🔔 在青壮年糖尿病患者中，多兼有遗精、滑精者，可在此方基础上，增加鱼鳔胶、沙苑子等药材，补肾益精，颇有良效。

【材料】熟地黄160克，山茱萸、山药各80克，牡丹皮、茯苓、泽泻各60克，天花粉、桑椹、杭芍、乌梅肉各50克。

【做法】1 将各药材研成粉末后混匀，制成蜜丸。
2 每日2次，每次1丸。

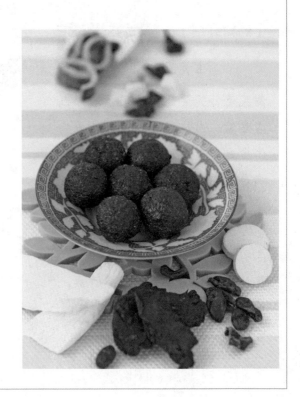

肆

关注生活细节，
严防并发症

做好自我监测，
掌握血糖变化

自我监测是糖尿病整体治疗的重要组成部分之一。在生活中做好自我监测，便于及时掌握病情的发展及控制状况，给医生调整用药提供参考，也有利于预防、发现和治疗各种并发症，起到延缓病情发展，指导合理饮食、运动，改善生活质量的作用。

自我监测的内容有日常在家完成的，也有是在医院检查完成的，都需要患者详细记录或保留检查结果，这对糖尿病的治疗来说，无疑是最可靠的依据。

在家的自我监测

指测血糖值

用家用血糖仪测定的血糖值。血糖稳定者一般应每1~2周测1天空腹、餐后2小时和睡前血糖。注射胰岛素者应根据治疗方案加强监测次数。

日常症状

在何时出现哪些不适（如眼睛、皮肤、手足、心脏等），到什么程度，以前的不适症状有何发展或改善等。

用药情况

服药（或注射胰岛素）的品种、时间、药量以及服药后的反应、有何不适。

饮食情况

详细记录每天摄入热量的情况，包括三餐及加餐、零食的品种、进食量。

运动情况

每日的运动量（折合步数计算，方法详见本书第144页），运动时间，运动中及运动后是否有不适。

其他体征

血压、体重、腰围等。

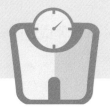

医院的定期监测

糖尿病患者除了在家的自我监测外，还必须隔一段时间去医院做一些更为准确的检查，并保存检查结果，以便前后比对，全面了解血糖控制状况。

如在血糖比较稳定、没有出现并发症的情况下，需这样做检查。

每2~4个月检查1次

静脉血检测血糖、糖化血红蛋白。

每6个月~1年检查1次

血脂检查、尿糖检查、眼底检查、神经系统检查、肝功能检查、肾功能检查、心电图检查。

如果血糖控制不好，已经出现了不同程度的并发症，则应定期到相应科室检查与治疗。

管理好体重，
记录体重变化

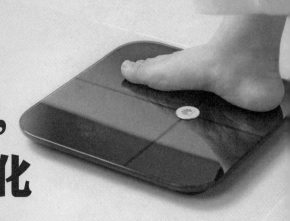

太胖、太瘦都不好

由于肥胖对糖尿病的发生、发展有着重要影响，而糖尿病发展到一定阶段后又会出现体重快速下降，所以，保持理想体重是防治糖尿病的重要原则之一。

超重者需减重

糖尿病患者要通过调节饮食和活动量，避免肥胖。已经超重或肥胖者要减少热量的摄入，加强锻炼，使体重下降，增加人体耐胰岛素的敏感性。达到理想体重后，人体的糖耐量往往会显著改善。

消瘦者需增重

体重不达标者要保证饮食营养充足，避免过度消瘦。出现快速消瘦现象者应适当提高热量的摄入，使体重回归正常标准，以保证营养供应，减缓身体消耗和脏腑损伤，避免出现身体虚弱而引发各种并发症。

标准体重怎样计算

身高计算法　　男：标准体重（千克）=身高（厘米）-105

女：标准体重（千克）=身高（厘米）-107

此体重上下 10% 以内均为标准体重。

体质指数法　　体重指数 = 体重（千克）÷ [身高（米）]^2

（BMI）

BMI 为 18.5~24.9 是标准体重。

腰围测量法　　男：腰围≥90厘米　　女：腰围≥80厘米

超出此标准者为腹部型肥胖（中心型肥胖），是糖尿病的高危人群，必须积极控制体重和腰围。

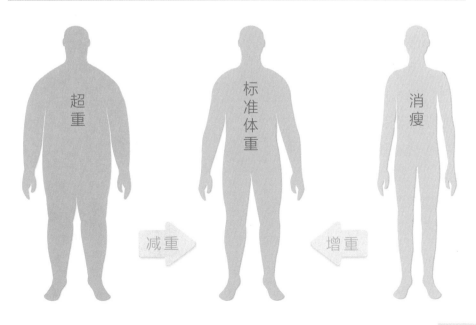

保持好心情，血糖更平稳

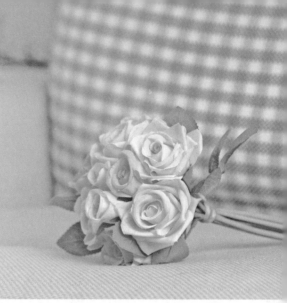

心情不好也会影响血糖

人体是身心合一的，心情舒畅，身体就安康，反之亦然。

人如果长期心情不好，会对健康造成很大的损害，尤其对内分泌系统、免疫系统伤害极大。

中医也认为，情志问题会引发或加重疾病。"怒伤肝，喜伤心，思伤脾，忧伤肺，恐伤肾"，情志长期失调，可致脏腑气血阴阳紊乱而发生疾病，七情郁结可诱发或加重糖尿病病情。相反，恬静、安详、愉悦、平衡的心态有助于保持血糖稳定，对控制病情非常有利。

以下这些不良情绪难免会有，但要注意控制和调节，避免长期泛滥、任其发展。

烦躁郁闷　急躁易怒　悲伤哭泣　紧张焦虑　孤独绝望　惊悸恐惧　忧愁多虑

心情不好这样调节

远离使你不安的环境

当你有焦虑紧张或发怒、恐惧的征兆时，应尽可能控制自己的情绪，马上离开使你不安的环境或人。可以闭上眼睛默默数数，或放慢讲话的速度，同时深呼吸，让自己放松平静。

运动到出汗

每日进行一定的体力活动或体育锻炼，对缓解不良情绪很有好处。发汗是化解紧张、压力、烦躁、郁闷的特效药，运动到微微出汗时，人体循环加快，气血畅通，积滞在体内的郁气通过呼吸和毛孔排出，心情也就好多了。

晒太阳

阳光是天然的情绪调节剂，心情不佳时晒晒太阳，简单又有效。

找人倾诉

经常与人沟通和交流情感，使自己的情绪得到宣泄、疏导，可以达到排解烦恼、愉悦心情、疏解压力的作用。

把时间填满

把生活工作时间安排满，学习新的知识技能、阅读书籍、旅游、购物、交友，成就感满满，哪还有时间郁闷呢？

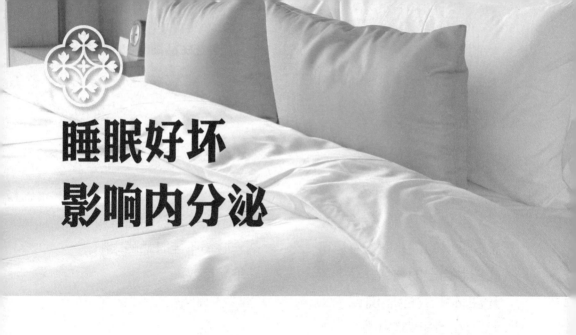

睡眠好坏
影响内分泌

睡眠是人体修复时间

人体生物钟与大自然的规律是保持一致的，"日出而作，日落而息"，经过一个白天的活动，夜晚要通过良好的睡眠来缓解疲劳、补充精力、修复损伤。所以，夜间的睡眠是人体自我修复的时间，对健康特别重要。

研究证明，睡眠对保持正常血糖水平有直接影响，每天睡眠少于6小时，血糖升高危险增加3倍。尤其是男性，睡眠困难的男性糖尿病发病率几乎升高5倍，这也许和男性社会压力大、免疫系统比较脆弱有关。长期睡眠不足或睡眠质量不佳时，就会导致内分泌系统障碍，身体代谢功能失调，引发或加重糖尿病。

从中医角度看，夜晚是一天中养阴的最佳时间，夜晚睡眠不好，如长时间熬夜、失眠、多梦、惊悸、易醒等，尤其是夜晚思虑过度，会暗耗阴血，加重阴虚内热的状况，导致脏腑失调，出现消渴。因此，应保证每晚11点之前上床睡觉，可起到调养五脏、养阴补血的效果。

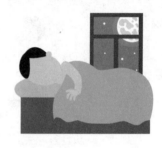

这样做让你睡得更香

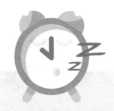

晚上11点之前上床

要养成良好的睡眠规律，每天保证在晚上11点之前上床睡觉，切忌熬夜。

睡前不过多进食

糖尿病患者晚间可适当加餐，但不能过饱，以免肠胃负担加重，影响睡眠，更不宜喝咖啡、浓茶。

睡前2小时不运动

运动会引起神经系统的兴奋，最好在白天进行。睡前2小时适合安神静坐，让身心彻底放松。

睡前远离精神刺激

不在床上看书、看电视、工作、玩手机，晚上不看内容惊险刺激的节目或书籍，不唱歌、跳舞，不娱乐过度。

静坐放空

上床后应"先卧心，后卧眼"，闭目静坐，让头脑放空，也可听些舒缓的音乐，帮助进入睡眠状态。

创造舒适环境

保持卧室清洁、安静，温度、湿度要适宜。远离噪音，不宜紧靠门窗，需防风邪。避开光线刺激，不要开灯睡觉，以免神魂不安。头部不要挨着暖气、暖炉等热源，否则日久引火气，加重人体燥热，导致头重、目赤、鼻干。

找个好姿势

屈膝侧卧，益人气力，尤宜向右侧卧，可减轻心脏负担。仰卧（也叫尸卧）对肥胖者来说，易发生呼吸困难、打鼾、多恶梦，不如侧卧好。

大小便通畅，
代谢才能良好

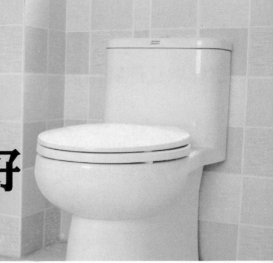

便秘要积极预防

糖尿病患者更容易发生便秘。这是由于长期高血糖，导致胃自主神经受损，使胃动力低下，胃排空延迟，肠胃功能紊乱造成的。而且，糖尿病并发心脑血管疾病者，排便过度用力时易引起心血管意外，危及生命。因此，糖尿病患者要特别重视大便畅通。

便秘有热秘和虚秘之分。

热秘

热秘多由阴虚内燥、肠胃积热引起，表现为大便干结、小便短赤、面红心烦或口干、口臭、腹满胀痛。

此类便秘者要多吃高纤维、多汁液的瓜果蔬菜等清凉润滑、泻火清肠的食物，如梨、苹果、笋、小白菜等，少吃辛辣油腻等助火耗阴之物。

养成良好的排便习惯对预防便秘很重要。一是要定时排便，早晨最宜；二是不要一心二用，切忌排便时刷手机、看书看报，蹲坐时间过长。

虚秘

虚秘则以老年患者居多，常由气阴两虚、排便动力不足引起，表现为排便努挣乏力、气短汗出、大便干燥、腰膝酸软。

此类便秘者应多吃健脾益气又润肠的食物，如山药、胡萝卜、黑芝麻等，以达到补益气血、润燥通肠的作用，不宜一味地清泻，以免加重虚弱。

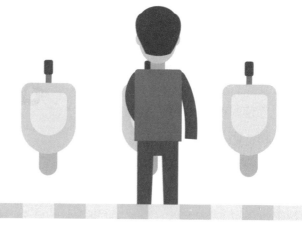

小便要注意观察

多尿是糖尿病的基本症状之一。由于高血糖对人体损害很大，人体为了保护自己，不得不通过尿液排出多余糖分，致使尿量明显增多。

除了尿量大，排尿次数也增多，往往一两个小时就要小便1次。长期的尿多会对肾小球产生一定危害，因此会有不少糖尿病患者并发肾病。

此外，由于尿中含糖高，卫生不佳时很容易发生尿路感染。

糖尿病患者要注意观察小便状况，如果小便有泡沫、发白，表明尿中所含糖或蛋白等物质较高，也可能是由于肾病、尿路感染等引起。如果有尿淋漓不尽、排尿困难、涩痛等，则可能有膀胱炎、尿潴留等"糖尿病性排尿障碍"，应及时治疗。

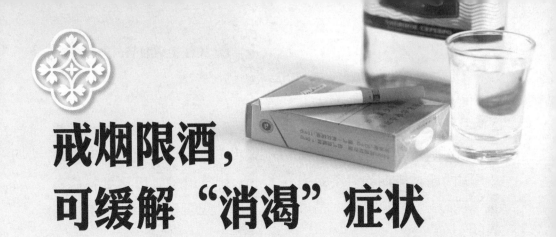

戒烟限酒，可缓解"消渴"症状

戒烟可缓解燥渴

越早戒烟，对防治糖尿病越有利。吸烟不仅可诱发心脑血管疾病、呼吸道和消化道疾病，还是引起2型糖尿病的罪魁祸首。吸烟能使血糖水平升高，并能降低胰岛素敏感性，从而导致糖尿病的发生、发展。吸烟还会引起血压、血脂升高、体内缺氧、血管内壁及肠胃黏膜损伤、呼吸道脆弱感染、加重心血管及微血管病变、加重肝肾功能损害等，不利于各种糖尿病并发症的控制。

吸烟耗血伤阴液，会加重人体阴虚津亏、燥热口渴，而戒烟后，这些糖尿病常见症状会得到明显缓解和改善。

戒烟要注意方法，戒烟过程往往会使人饥饿感增强，不少戒烟者在烟瘾发作时以进食来缓解，如吃大量瓜子、糖果等零食，这样不加节制的话，可能导致摄入热量超标，体重增加，反而不利于血糖控制。

糖尿病患者戒烟时，最好多准备些木糖醇口香糖，烟瘾发作时，充分咀嚼口香糖，转移注意力，还能生津液，缓解口干口渴，而且木糖醇可以控制住糖的摄入，一举多得，是安全有效的戒烟法。

饮酒限量莫贪杯

酒比起烟来，限制没有那么严格，不需要禁止，但应限量，不能酗酒贪杯。

中医认为，酒为水谷之气，味辛甘，性大热。少量饮酒可通血脉、散瘀血、行药势、止冷痛，而饮酒过多则会助湿热、伤肝肾、乱神志。对于糖尿病患者来说，酒易生内热，不宜多喝。

现代研究也证实，长期大量饮酒不利于糖尿病的控制。一方面，酒精伤肝，并直接损伤胰腺，导致人体消化功能受损，糖类和脂肪代谢随之出现障碍；另一方面，易造成酒精性酮症酸中毒，并诱发或加重糖尿病并发高血压、高血脂、动脉硬化、心脏病等。

饮酒要注意以下几点。

限量

每周饮酒不超过2次，每次不超过下面的量。

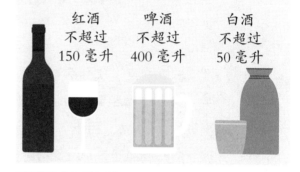

红酒
不超过
150毫升

啤酒
不超过
400毫升

白酒
不超过
50毫升

不要空腹饮酒

可以在先吃些主食的情况下，再少量喝点酒，既不容易喝醉，又对平稳血糖有益。

这些人要禁酒

如果血糖控制较差、近期内发生过低血糖者，以及有严重的糖尿病并发症、伴有脂肪肝或肝功能损害、高脂血症和痛风者，应严格禁酒。

四季变化，
跟随季节防疾病

春季

春季多风，天气多变，乍暖还寒。此时不宜过早脱去冬装，以免衣着单薄、受风寒邪气的侵袭而感冒。春季还容易出现眩晕头痛、目赤、皮肤过敏、癣疹等问题，需注意防护。合并高血压、心脏病者春季易急症发作，需加强监测。

在饮食上应多吃清肝降火、降压降脂的食物，如绿叶蔬菜、茶饮等。天气好时可多去户外运动、踏青游玩，既能增强体质，又能疏解肝郁、调畅气血，有利于缓解病情。

夏季

夏季天气炎热，出汗较多，身热烦躁、口干口渴、心悸失眠等症状易加重。在饮食上，除了保证饮水外，还应多吃清热生津的食物，如瓜茄类蔬菜、多汁的水果、绿豆汤等。

夏季要特别注意皮肤护理，经常洗澡、换衣，如有皮肤破损、疖肿等需及时治疗，以免发生感染。夏季是足癣的高发季节，糖尿病患者要积极治疗足癣，避免脚部细菌性感染，给足部并发症留下隐患。

秋季

秋季多燥，天气转凉，温差较大，此时应及时添加衣物，而不要一味地"秋冻"，以避免诱发心脑血管疾病。秋季容易皮肤干燥瘙痒，应注意皮肤养护，尤其是小腿和足部，避免因抓痒而破口溃皮。

秋季人体的热量需求增加，进食量也变大，血糖容易控制不稳，因此，注意合理安排饮食显得格外重要。秋季是大量瓜果丰收之时，多吃些清凉润燥的食物，如梨、荸荠、萝卜、白菜等，有助于缓解口干、口渴、烦躁、失眠等症状。但吃高糖的水果要有节制。

秋季温度适中，大地多彩，宜多出游，登高望远，开阔心胸，以缓解抑郁肃杀之气。

冬季

冬季是糖尿病加重和发生并发症较多的季节，由于天气寒冷，人体汗液难发，尿频、尿多症状更为明显，糖尿病肾病也容易加重。如果是在北方有暖气的室内，干燥问题也很突出，应多吃些滋养肾阴、补虚润燥的食物，如牛奶、山药、豆制品、黑芝麻等。冬季一般食欲比较旺盛，要注意控制热量摄入，节制饮食，不要补得过头，尤其要限制酒肉辛辣。

冬季还要注意保暖，避免寒冷刺激，尤其是并发高血压、心脏病、动脉硬化的糖尿病患者，寒冷刺激容易诱发脑溢血、心肌梗死等危症，不可不防。冬季要适度锻炼，增强体质，预防呼吸道感染，但要避免早晚外出，以规避严寒。

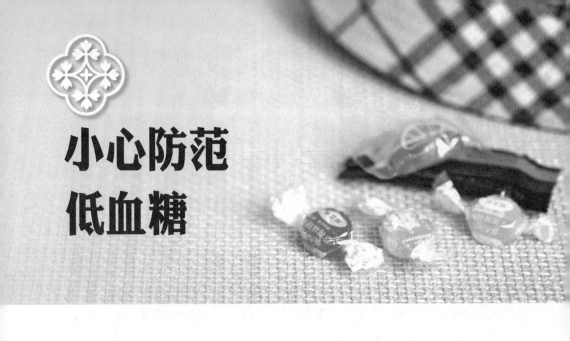

小心防范
低血糖

糖尿病低血糖是在糖尿病治疗过程中经常碰到的现象。当血糖低于 3 mmol / L时称为低血糖，严重低血糖会发生昏迷。

如果有以下这些表现时，首先要想到低血糖。

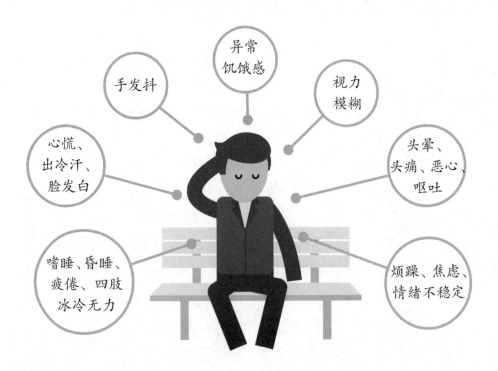

异常
饥饿感

手发抖

视力
模糊

心慌、
出冷汗、
脸发白

头晕、
头痛、恶心、
呕吐

嗜睡、昏睡、
疲倦、四肢
冰冷无力

烦躁、焦虑、
情绪不稳定

低血糖症状没有及时采取措施控制的话，就会出现烦躁、抽搐、意识障碍、神志恍惚，最后陷入低血糖昏迷。昏迷超过6小时即可造成不可恢复的脑组织损坏，甚至死亡，非常凶险。低血糖昏迷是危及生命的急症，必须马上送医院急救。

血糖起伏较大者及使用胰岛素的糖尿病患者更容易发生低血糖的情况。为了预防低血糖的发生，应尽量做到以下几点。

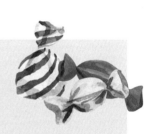

及时调整药物

出现低血糖多数是在患者服用了某种降糖药或者是注射胰岛素期间。此外，服用心得安、阿司匹林等药物也有发生低血糖的可能。如果有低血糖发生，要与医生交流，让医生调整药物剂量。

外出带糖

由于外出时体力消耗比较大，容易突发低血糖。所以，糖尿病患者外出时最好随身携带一些糖果、饼干或高糖饮料（可乐、果汁等），一旦发生低血糖，马上补充糖分自救。

少食多餐

糖尿病患者白天最好少食多餐，否则在餐后3~4小时没有进食的话，就容易发生低血糖。晚上临睡前适当加餐，可预防夜间及清晨发生低血糖。

切忌空腹饮酒

酒精性低血糖不容忽视，有的人喝酒以后，特别是空腹喝酒后，就会低发生血糖。

重视血压、血脂，防范心脑血管病

"三高"是同源性疾病

心脑血管疾病是糖尿病最为常见的并发症，包括高血压、高脂血症、动脉粥样硬化、冠心病、脑血管病等。人体的血糖、血脂、血压互相影响，相互作用，往往同时发病，或相继发病，且多与腹部肥胖有密切关系。正是由于糖尿病、高血压、高血脂有相同的病因，常常相伴而生、互为因果，所以，三者被认为是"同源性疾病"，或称为"代谢综合征"。

在治疗糖尿病的过程中，不能只看血糖控制的情况，还要控制好体重、血压和血脂，才能有效地全面改善代谢综合征，避免并发或加重心脑血管系统疾病。

代谢综合征是多种代谢成分异常聚集的病理状态，包括：腹部肥胖或超重、导致动脉粥样硬化的血脂异常、高血压、糖尿病（或糖耐量异常）。有些标准中还包括微量白蛋白尿、高尿酸血症及促炎症状态增高及促血栓状态增高。这些成分聚集出现在同一个体中，会使糖尿病不断发展、恶化。

血压、血脂都要达标

糖尿病患者在监控血糖的基础上，还应自备家用血压计，经常测量血压。如果血压经常超过140/90mmHg，需及时进行降压药物治疗，不可放任血压长期超标。否则，不仅会诱发心脏病及心血管急症发作，还会加重对肾的损害，导致糖尿病并发肾病，甚至肾衰竭。

 家用血压计以上臂式血压计较为准确。

糖尿病患者在定期体检时，还应密切关注血脂状况。血脂异常需及时与医生交流，在降糖的同时，配合使用降脂药物。

糖尿病属于心脑血管病的高危因素，血脂的标准要比正常人更为严格。比如，正常人的低密度脂蛋白正常值是小于3.37mmol/L，而有糖尿病者则应小于2.6mmol/L，极高危人群需小于1.8mmol/L（详见本书第177页）。

需要警惕的时间点

 夜间

1型糖尿病者、服用磺脲类药的老人、使用中效胰岛素的老人，容易出现夜间低血糖现象，同时，夜间也是冠心病、卒中、脑梗、心梗等心血管急症的高发时间，需特别小心。

 凌晨

清晨起床阶段是一天中血压的高峰时刻，又称为"晨峰期"，高血压、冠心病容易发作，而糖尿病患者在此时也有"黎明现象"，即血糖升高。叠加在一起，更容易加重眩晕、头痛、心慌、乏力、脑供血不足等症状。因此，早上起床应缓慢，先坐起喝杯白开水，再穿衣下地。上卫生间时也要格外注意安全，小心头晕摔倒。

爱护眼睛，
预防糖尿病眼病

糖尿病视网膜病变（包括糖尿病黄斑水肿）是糖尿病最常见的微血管并发症之一，也是处于工作年龄人群第一位的不可逆性致盲性疾病。2型糖尿病患者也是其他眼部疾病早发的高危人群，这些眼病包括白内障、青光眼、视网膜血管阻塞及缺血性视神经病变等。对眼部并发症早期发现、合理治疗，并在日常生活中注意视力养护，可以大大减少因此而引起的失明。

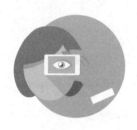

定期检查是关键

患者可能无明显临床症状，因此，从防盲角度来说，定期做眼底检查尤为重要。

1型糖尿病患者在诊断后的5年内应进行综合性眼检查。2型糖尿病患者在诊断前常已存在一段时间，诊断时视网膜病变的发生率较高，因此，在确诊后应尽快进行首次眼底检查和其他方面的眼科检查。

无糖尿病视网膜病变者，至少每1~2年进行复查，有糖尿病视网膜病变者，则应增加检查频率。

控好血糖、血压、血脂

血糖、血压、血脂控制良好，可预防或延缓糖尿病视网膜病变的进展。研究显示，血糖控制不好的糖尿病患者20年后有80%以上发生视网膜病变，而控制良好的患者只有10%左右出现视网膜病变，差别明显。糖尿病患者如果兼有高血压、高血脂的话，发生视网膜病变、眼底出血的可能性大大增加。

外出戴墨镜

紫外线过强会引发白内障、青光眼等眼疾，阳光强烈时外出最好佩戴墨镜。

常吃护眼食物

平时可以多吃一些胡萝卜、菠菜、荠菜、绿豆、黑豆、猪肝、桑椹、核桃、海参、紫菜等食物，有一定的养眼作用。日常补水可以喝用枸杞子、决明子、菊花、绿茶等泡制的茶饮，对明目、降压非常见效。用茶水洗眼也可起到预防眼疾的作用。

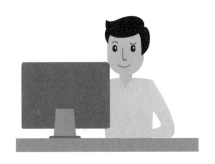

用眼莫过度

用眼过度会使眼压升高，加重眼部疾病。糖尿病患者要特别注意，不要紧盯闪烁的荧屏时间太长，尤其在电脑、手机、平板盛行的现代社会，要格外注意眼睛的放松休息。长时间看闪烁的屏幕时，最好戴防蓝光的眼镜。读书、看报字号太小的时候，最好借用放大镜，以避免视疲劳。此外，少戴隐形眼镜、配戴度数合适的框架眼镜，也可以减轻眼睛负担。

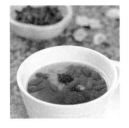

枸杞菊花茶可降压明目，补益肝肾，适合糖尿病并发高血压、眼疾者日常饮用。

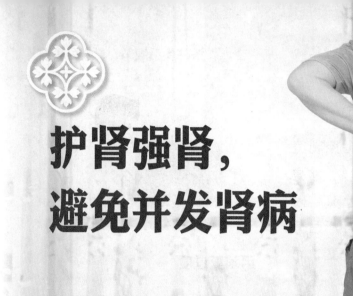

护肾强肾，
避免并发肾病

糖尿病性肾病是糖尿病严重的并发症之一，也是糖尿病不断发展、恶化后的一个趋势。一旦肾脏发生病变，就会影响人体代谢物的排出，严重时会出现肾衰竭、尿毒症等，危及生命，致死率很高。因此，预防和减缓肾病的发生、发展，养护好肾脏，对糖尿病患者非常重要。

重视检查

1型糖尿病患者一般5年后才会发生糖尿病肾病，2型糖尿病患者在诊断时即可伴有糖尿病肾病，且早发者（即40岁之前确诊糖尿病）患糖尿病肾病的风险显著高于晚发者。建议所有2型糖尿病患者每年至少进行一次尿白蛋白/肌酐比值检查。已发病者应遵医嘱加强检查。

控制血糖和血压

有效的降糖、降压可延缓糖尿病肾病的发生、发展。

高血糖是糖尿病性肾病发生的诱因，血糖控制好，常能使早期肾脏病理改变，所以，严格控制血糖才是防病根本。

抗高血压治疗对于延缓肾小球滤过率下降速度很重要，应该说与控制血糖同样重要。

多喝水，少吃盐

水分不要盲目限制，要根据水肿、血压变化情况决定水的摄入量。一般应保证每天喝1500毫升以上的水，以白开水、矿泉水、绿茶为佳。

轻微水肿、高血压者，应低盐饮食，每日3～5克盐，不要吃咸蛋、咸菜等。有明显水肿和高血压时，应禁盐，可用醋、姜、蒜等调味品增进食欲。

如果已经出现肾病，尤其是排尿功能出现障碍者，不可食用低钠盐，因其含钾较高，较多的钾不能有效排出体外，堆积在体内会造成高血钾，容易发生心律不齐甚至心衰。

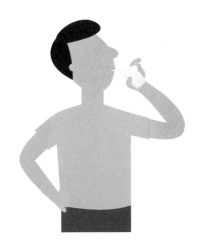

控制蛋白质的摄入

蛋白质摄入过多，会增加肾脏负担，引起尿蛋白升高、肾功能下降、心血管及死亡风险增加。因此，肾功能不全及尿素氮很高时，应及时减少蛋白质摄入量，不仅对肾功能不全有利，而且有助于减少尿蛋白排出量。

一般每日蛋白质摄入量30～40克比较适宜。已经开始透析的糖尿病肾病患者，蛋白摄入量可适当增加。

摄入蛋白质以容易吸收的优质动物蛋白质为主，如牛奶、鸡蛋、鱼肉、瘦肉等。

多吃益肾食物

多吃山药、核桃、黑芝麻、枸杞子、桑椹、海参、莲子、黑米、栗子、虾等有益肾作用的食物，不仅能减缓肾病发展，对尿频、腰酸腿软、阳痿、视力模糊、失眠、便秘等也有很好的改善作用。

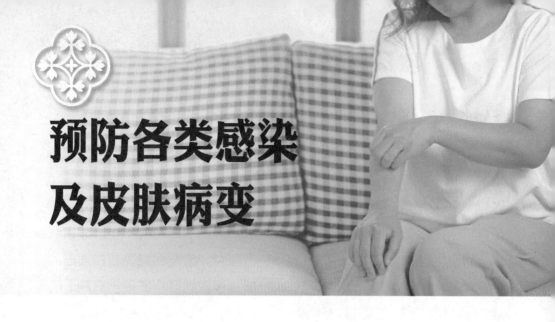

预防各类感染及皮肤病变

不让感染加重肾脏损害

血糖控制不佳的糖尿病患者，免疫功能明显减弱，患感染的几率远高于正常人，而且容易反复发作，难以治愈。

各种感染都会造成病毒侵害肾脏，或通过机体的免疫反应损害肾脏，如糖尿病患者容易发生的呼吸道感染、尿路感染、皮肤感染、口腔感染等，都会加重肾脏损害。

因此，糖尿病患者要特别注意预防各类感染。在日常生活中，注重个人卫生、远离不良环境、加强自我保护是预防各类感染的必要措施。

小心皮肤病变

糖尿病患者患皮肤病的比例约为25%~30%，这也是糖尿病并发神经病变的一种反应。因此，在日常生活中，应对皮肤状况引起高度重视。

如发现有外阴瘙痒、下肢溃疡坏疽、皮肤感染、疱疹、皮疹、水疱等皮肤问题，切勿自行涂药或抓挠、挑破，应及时就医治疗。

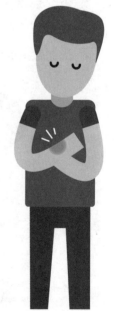

各类感染及皮肤病变都应以预防为主。注意以下几个方面，能帮助你减少这类隐患。

控制血糖最为关键

很多糖尿病患者的皮肤病瘙痒程度与其血糖值呈正比。如果血糖降不下来，单纯治疗皮肤病的效果并不好，而只要控制好血糖，皮疹、瘙痒等症状即可逐渐消退。所以，配合医生控制好血糖是最为关键的。

少用肥皂和浴液

经常使用碱性的肥皂和浴液，反而会加重皮肤瘙痒的现象，尤其是年龄较大的糖尿病患者，日常洗浴时以清水冲洗为主，每1~2周用一次浴液就可以了。

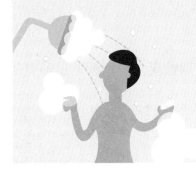

注重卫生，不给感染留机会

糖尿病患者要特别注意个人卫生，护理好肌肤。做到勤洗澡、勤换衣，内裤和袜子每天都要换洗，并在阳光下晾晒干透。毛巾、拖鞋不可与他人混用。没条件每天洗浴的，最好每天用湿纸巾擦洗外阴，保持卫生。

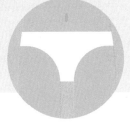

小心抓痒

实在痒的话，可以用手指按压周边止痒，最好不要用力抓痒，否则不仅会越抓越痒、心情烦躁，还容易抓破皮肤，引起感染。

呵护双足，避免任何破损的可能

糖尿病足病是糖尿病最严重的慢性并发症之一，极大影响患者生活质量，导致不同程度的坏疽、行走困难、甚至截肢、死亡。糖尿病足病治疗不易，但预防比较有效，所以，应强调"预防重于治疗"。

定期检查，仔细观察足部变化

所有糖尿病患者每年都应去医院进行全面的足部检查，包括是否有畸形、溃疡、颜色变化、感觉异常（如疼痛、烧灼、麻木感），走路是否有下肢疲劳、跛行等问题。

自己在家中也应仔细检查足部变化。每天在明亮处彻底地检查一次双足，特别要注意脚趾间和脚掌部，检查是否有皲裂、溃疡、破损、抓伤、水疱、红肿、鸡眼、脚垫、脚癣等。

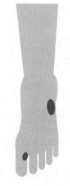

切勿自己用小刀、锉子或者除蚀药去除足部硬斑、鸡眼和脚垫，也不可搔抓皮肤溃破处，即使很小的足部伤口，也应及早就医。

每日足部护理

每天可用温水洗脚，水温不超过40℃，足部浸泡不要超过10分钟。特别注意清洗脚趾间的皮肤，洗完后用柔软的毛巾轻轻擦干，脚趾间尤其要擦干，否则湿气太重，易生脚癣。

秋冬季节可以涂抹一些润肤膏、橄榄油，以保持足部皮肤柔软，防止干燥裂口。

剪趾甲时要格外小心，将趾甲剪平并修光滑即可，不要把趾甲剪得太短，否则容易引发甲沟炎而造成足部感染。

🔔 糖尿病患者不宜用热水泡脚。由于神经病变，足部感知温度的能力降低，长时间热水浸泡，容易造成皮肤烫伤而不自知，引发足部溃破发病。

选择合适的鞋袜

鞋应宽松合脚，切勿挤脚，以圆头为佳，勿穿尖头鞋。鞋底应柔软有弹性，不能过硬。不宜穿高跟鞋或夹趾凉鞋。

🔔 鞋子如果在脚趾、脚掌或脚踝处有磨脚的地方，最好加防护垫。网上有卖各种部位的防护垫，便宜又好用，不妨一试。

袜子应保暖透气。秋冬选用透气吸汗的纯羊毛或纯棉袜子，夏季则可选择速干袜，以防脚气。袜子不能太紧、勒脚踝，以免影响血液循环。袜子应每天更换，保持清洁干爽。

🔔 五指袜能充分保护脚趾，避免摩擦挤压，非常实用。

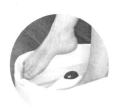
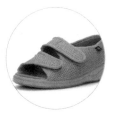
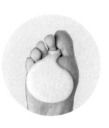
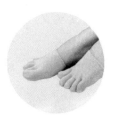

避免赤足行走

尽量不要在室内外赤足行走。

在室内木地板或地毯上行走时，要穿棉质的袜子或袜套。

在户外，不要脱鞋去踩石子锻炼。在沙滩上也最好穿拖鞋行走，因为赤脚可能会踩到尖锐的贝壳、石子，造成脚部损伤，不可不防。

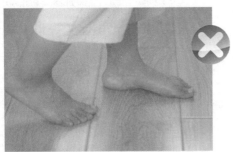

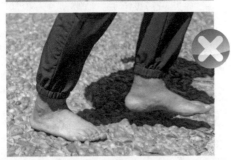

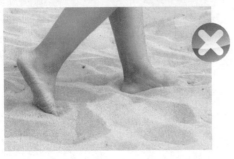

避免热敷足部

由于糖尿病患者足部对温度的变化不敏感，所以，秋冬季节一定不要用热水袋、暖宝、暖炉、电热毯、热水等直接暖脚，否则很容易被烫伤皮肤，造成足部溃破。

防治足癣

足癣也叫脚气，一般夏季重、冬季轻，汗脚、脚臭者多见。长期不愈的指间糜烂往往会继发链球菌感染而造成足部溃烂坏死，不可小视。

有脚气者一定要穿透气的鞋袜，保持脚部干燥，避免用力抓痒，积极涂药治疗脚癣。

此外，不要吃辛辣、油腻、上火的食物，饮食清淡，多吃除湿热的瓜果蔬菜，也可起到一定的防治作用。

合理运动，就是特效降糖药

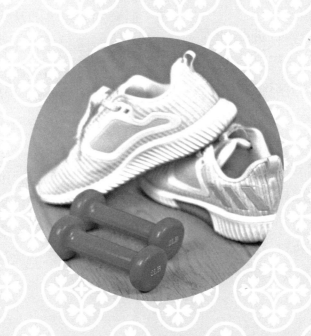

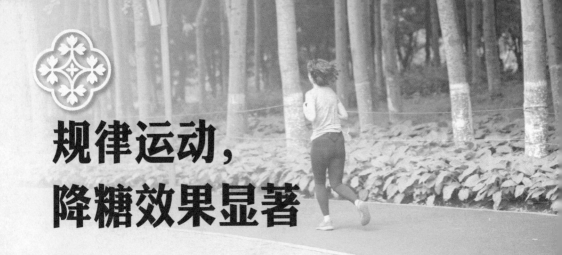

规律运动,
降糖效果显著

运动锻炼是糖尿病治疗的"五架马车"之一,是与药物治疗、饮食治疗并重又相互配合的必需措施,尤其在2型糖尿病患者的综合管理中占有重要地位。

流行病学研究结果显示:规律运动8周以上,2型糖尿病患者的糖化血红蛋白值可降低0.66%;坚持规律运动12~14年,糖尿病患者死亡率显著降低。此外,运动对预防糖尿病的发生效果显著。

规律运动对糖尿病患者的好处主要有以下几方面。

控制血糖,
减少心血管危险因素

规律运动能增强心肺功能,促进气血运行,增加胰岛素的敏感性,从而降低血糖、血压和血脂,减少低密度脂蛋白,增加高密度脂蛋白,对控制血糖、防治动脉粥样硬化、保护心血管很有益处。

常年保持运动习惯的糖尿病患者,不仅血糖更平稳,而且并发高血压、高血脂、冠心病、中风的风险和程度也会大大降低。

控制体重，减少脂肪堆积

规律运动有助于减轻体重，增加肌肉含量，降低体脂率，减少脂肪堆积，全面改善人体代谢功能，尤其对内脏脂肪型肥胖有良好的控制作用。

调节情绪，提升幸福感

运动也是调节心理状态的良药。长期的情志不调是糖尿病发病的重要诱因，如能坚持运动，可让人增强自信心，减轻压力，改善睡眠，缓解焦虑、抑郁及孤独感，提高幸福感，延缓老年人大脑衰退。

这些人最宜运动

非胰岛素依赖型的2型糖尿病患者

成人肥胖型糖尿病患者

控制良好的胰岛素依赖型糖尿病患者

🔔 这类人经饮食控制和药物治疗后，病情好转或血糖控制良好，正在口服降糖药或注射少量胰岛素时，运动疗法也安全有效。

有动脉硬化、高血压、冠心病等糖尿病并发症，但病情较轻者

🔔 这类人可进行适度的体育活动。应根据病情的轻重、耐力情况、运动后的反应等，采用适当的运动方式与运动负荷，如步行、广播体操、太极拳等，不宜过激。

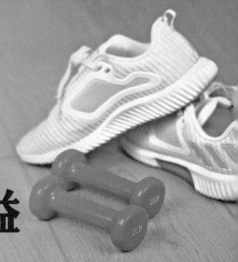

有氧加力量，
组合运动最有益

每周至少150分钟中等强度有氧运动

成年2型糖尿病患者每周至少应有150分钟中等强度的有氧运动。

从时间频率上看，建议每周运动5天，每天不少于30分钟。研究发现，即使一次进行短时的体育运动，如每次10分钟，累计每天30分钟，也是有益的。

有氧运动是指富有节奏性、持续性、时间较长、运动强度中等的恒常耗氧运动。对于提高心肺功能、促进人体代谢最为有益，安全性也较高。有氧运动以中度，即感觉运动时有点用力，心跳（50%~70%最大心率）和呼吸加快但不急促为最佳。

中等强度的有氧运动包括：快走、慢跑、骑自行车、打太极拳、乒乓球、羽毛球、爬山、爬楼梯、游泳、健身操、高尔夫球等。

 以上运动方式应根据患者年龄、性别、病情、有无并发症等具体情况综合衡量，并从小运动量、短时间开始。

力量训练有辅助效果

糖尿病患者如果没有禁忌证，每周最好进行2~3次中度抗阻肌肉运动。两次锻炼间隔时间应超过2天（48小时），对控制体重、降糖、降脂效果更好。

肌肉力量训练也具有控制血糖的作用，与有氧运动联合进行，可更大程度地改善代谢功能。力量运动可增加肌肉重量，减少体脂量，改善胰岛素的敏感性，对骨骼、关节和肌肉的强壮作用更大，可延缓身体老化。

中医也认为，糖尿病患者多脾虚，脾主肉，脾虚则肌肉无力、松垂，而锻炼肌肉，则能使脾运健旺，对改善脾虚、防治糖尿病十分有益。

> 力量训练主要是抗阻运动，锻炼部位包括上肢、下肢、躯干等主要肌肉群。以俯卧撑、哑铃等中等强度的锻炼为宜。

每周联合进行有氧运动和抗阻力量运动，可获得更大程度的代谢改善，是糖尿病患者的最佳运动模式。

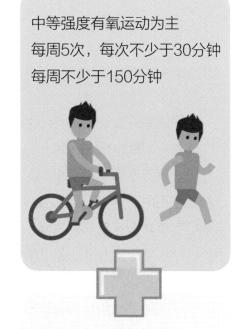

中等强度有氧运动为主
每周5次，每次不少于30分钟
每周不少于150分钟

力量训练为辅
每周2次，每次20分钟
每次间隔大于2天（48小时）

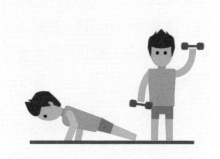

运动强度
因人而异

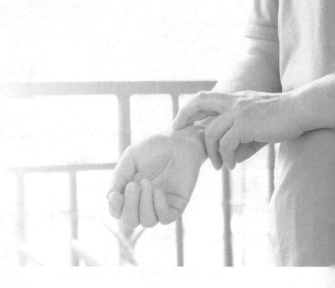

中等强度的长时间运动最有利于降糖、减重。但由于每个人的体质、年龄不同，能承受的运动负荷也不同，所以，运动强度应根据自身状况来掌握，并结合平常运动程度、体力及心肺功能循序渐进。

糖尿病患者一般体质都比较弱，尤其是对于平时没有运动习惯的人，在开始进行运动疗法时，应从短时间的轻微活动，即小运动量开始。随着体质的增强，逐渐增加活动量，并延长活动时间，这样对糖尿病患者更为安全。

运动强度"适度"的标准

进行中等强度运动时，以如下感觉为适度。

- ✓ 运动后心跳和呼吸加快。
- ✓ 自我感觉适度地用力，但不吃力。
- ✓ 可以随着呼吸的节奏连续说话，但不能唱歌。
- ✓ 感觉稍累，但心胸畅快，精神愉悦。
- ✓ 微微出汗而不会大汗淋漓。
- ✓ 肌肉略有酸胀感，但不会疼痛乏力。
- ✓ 食欲、睡眠良好，次日精力充沛。

以心率判断运动强度

运动强度可根据运动时的心率来判断。一般以最大心率的50%~70%为佳。

 最大心率（次/分钟）= 220 – 年龄

 70岁以上的老年人不完全适用此公式，应根据体质和自我感觉确定运动强度。

 张先生 50岁

糖尿病早期体质较好无并发症

最大心率 = 220 – 50 = 170 （次/分钟）

最佳运动心率 = 170 ×（50%~70%）
　　　　　　 = 85~119 （次/分钟）

 张先生运动时，心率如果没有超过85次/分钟，则达不到锻炼效果。如果超过了119次/分钟，则应放慢动作或暂停休息，让心率适当降下来，以免运动过度。

测量运动心率的方法

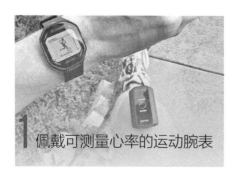

1 佩戴可测量心率的运动腕表

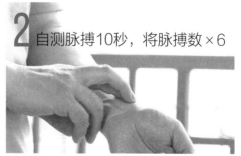

2 自测脉搏10秒，将脉搏数×6

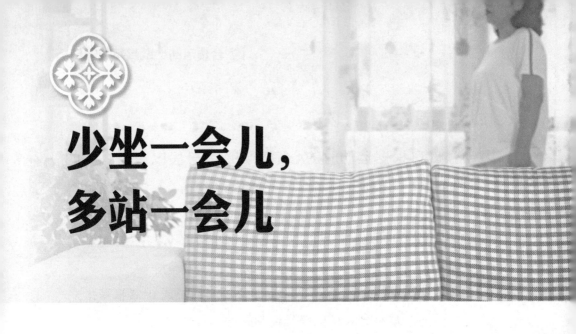

少坐一会儿，
多站一会儿

糖尿病患者应增加日常身体活动，培养活跃的生活方式，减少坐姿时间，将有益的体育运动融入到日常生活中。

零碎时间动起来

糖尿病患者一定要改变久坐不动的生活方式，让自己多多运动起来。并不是只有跑步、打球、器械练习等体育运动才是运动，其实，运动的范围很广，很多时候也并不需要专门抽时间去进行运动。在我们的日常生活中完全可以将零碎时间利用起来，进行适合自己的运动，达到锻炼的目的。

如在办公室工作1小时，就要站起来活动一下，来回走一走，伸展一下四肢或靠墙站立一会儿，都可以起到运动的效果。

上下班的路上选择步行、骑自行车，也是非常好的锻炼方式。坐公交车或开车上班者，可以提前一站下车或停车，然后快步走过去。吃完晚饭之后，到小区或者公园散散步、多走楼梯等，都能达到锻炼的目的。

这样运动是对于静态姿势的休整，又十分日常、便于坚持，是有助于平稳血糖的好习惯。

经常靠墙站一会儿

对于经常久坐不动的糖尿病患者，有一个简单有效的调整运动，就是靠墙站立。坐久了，就靠墙站一会儿，不仅可以适当耗能，促进糖类和脂类代谢，还能调整身体姿态、增强肌肉力量、缓解肩颈和脊椎疲劳、减肥瘦身、预防便秘，好处多多！

从站1分钟开始，慢慢延长至5~15分钟，时间可长可短，有空就站一会儿。

经常站立对各类糖尿病患者均有效，尤其是一些有并发症、不太敢运动的人，这样的运动既能起到锻炼作用，又是非常安全的。

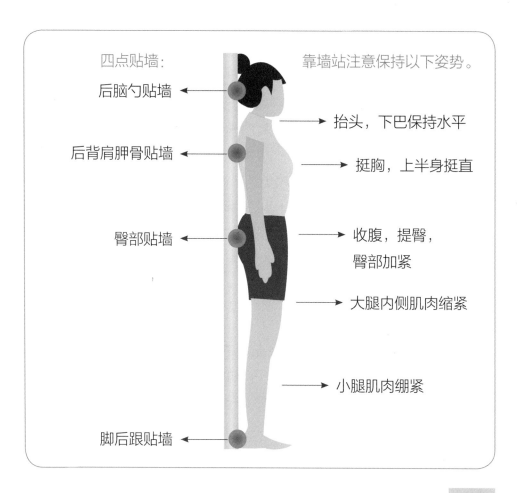

四点贴墙：

后脑勺贴墙 ←

后背肩胛骨贴墙 ←

臀部贴墙 ←

脚后跟贴墙 ←

靠墙站注意保持以下姿势。

→ 抬头，下巴保持水平

→ 挺胸，上半身挺直

→ 收腹，提臀，臀部加紧

→ 大腿内侧肌肉缩紧

→ 小腿肌肉绷紧

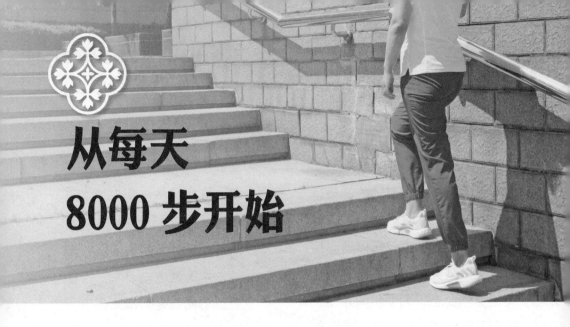

从每天
8000 步开始

用"千步"来衡量活动量

我们每天的身体活动量可以通过"千步"作为标准来度量。

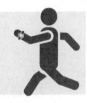

中等速度步行10分钟，约为1千步。

（每小时能走约6千米，能量消耗增加2倍）

以中速步行1千步为一把尺子，累计日常生活、工作、出行和运动等各种形式的活动，换算为1千步的活动量或能量消耗。不同的活动完成1千步活动量的时间不同。本书附录中列出了《常见身体活动的千步当量数》（详见本书第194页），可供读者参考活动量。

初级目标8000步

糖尿病患者应给自己制订各阶段的运动目标，以监督自己每天的能量消耗状况。普通成年人一天6千步即可达到平衡，但对比较肥胖的高血糖者，每天的消耗量必须增加。起点不应太高，以8千步为宜，一个月后可以提高到1万步，再逐渐达到1万2千步。

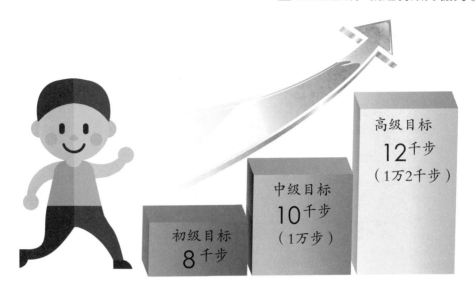

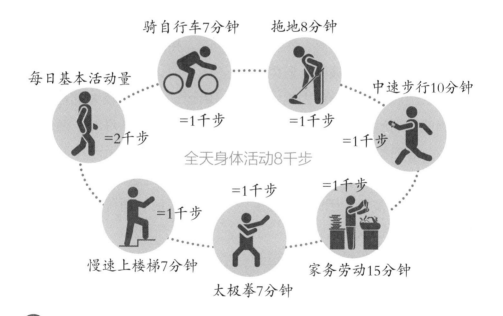

平时体力活动很少、体重又较大的人，开始锻炼时，应先设定一个较低的目标，如每天6千步起，让你感觉轻松或有点用力的程度，再逐渐提高到8千步，增加活动强度和时间，给身体一个适应过程，避免突然增加活动量给身体造成意外伤害。

运动不要过度

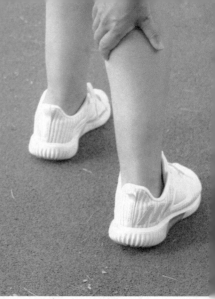

"小劳"最佳，过度有害

糖尿病患者在从事体力活动和锻炼时，一定要注意适度，不要劳累。不要让身体过于疲劳，避免大汗淋漓、酸痛乏力、精疲力竭、勉强支撑的剧烈运动，否则难以长时间坚持，心血管不堪重负，还容易引起低血糖，诱发其他疾病，反而是"过犹不及"。因此，运动掌握好"度"非常重要。人应处于"小劳"的状态为最佳，过于安逸和过于劳累都是有害的。

🔊 古代一些医家对此也早有阐述："不欲饱食便卧，终日久坐……人欲小劳，但其久劳疲极，亦不可强所不能堪耳。"

循序渐进，持之以恒

运动应本着"循序渐进、持之以恒"的原则。对于平时体力活动很少、刚开始运动又体重较大的糖尿病患者，开始锻炼时，应在时间和强度上设定一个较低的目标。当这一目标能够轻松完成后，再确定一个新目标，逐渐加量。

长期坚持运动、养成运动习惯是关键。运动计划不在于降糖、减重的快慢，而要让患者能够坚持完成每天的运动量，才能起到维持血糖平稳的目的。

量力而行，加强监测与评估

运动项目要与患者的年龄、病情及身体承受能力相适应，必须考虑不要加重心血管系统和骨关节系统的负荷，以保证运动安全。尤其是患糖尿病超过10年、兼有糖尿病并发症者，适合什么样的运动以及运动强度应请医生评估，注意"量力而行"。

运动的同时要加强监测，定期评估运动效果，以适时调整运动计划。

记运动日记，记录每天的运动情况，有利于自我监督，并掌握运动量。

运动前后要加强血糖监测，运动量大或激烈运动时应临时调整饮食及药物治疗方案，以免发生低血糖。

在运动的同时，别忘了控制好饮食。

运动不适，马上停止

运动过程中应感到轻松愉快，身心畅达。

如出现任何不适，如腿痛、脚痛、胸痛、胸闷、憋气、眩晕、头痛、肌肉及关节疼痛、视力模糊、恶心等症状，说明运动过度或发生低血糖及并发症，应马上停止运动，在原地休息或尽快到附近的医院进行治疗。

糖尿病患者应避免剧烈运动，也尽量不参加对抗性及用力过猛的运动，尤其是有身体直接接触、冲撞的运动，如足球、篮球等，严防消耗过大或皮肤、筋骨、腿足部位受伤，难以愈合。

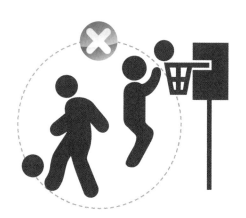

选好运动环境，备好适合服装

远离不良环境

自然环境是影响锻炼效果的重要因素，运动宜在公园、林间、花园、草地、田野等空气清新和自然环境良好、清静处进行。

锻炼应避开雾霾天及沙尘天气，远离拥堵的道路，以免吸入大量浮尘、汽车尾气等污染物，影响身体健康。尤其是进行有氧运动时，不良环境下锻炼无异于人肉"吸尘器"。

不少人认为要"夏练三伏、冬练三九"，这对一般健康人是可以的，但糖尿病患者自身免疫力较差，最好不要在酷热、严寒、风霜雨雪中外出锻炼，以免极端天气诱发各类感染及并发症。尤其是兼有心血管疾病的患者，对严寒刺激格外敏感，注意防风保暖最为重要。

天气不好时，可将运动改在室内进行。

选好运动服装

糖尿病患者易生疮痈等皮肤问题，且容易感染而不易愈合，因此，运动服的选择应以宽松、舒适、透气、保暖为原则。质地可以是纯棉，也可以是速干材质，以快速排汗，保持皮肤干爽，减轻刺痒感，避免细菌滋生而引发各类皮肤感染。

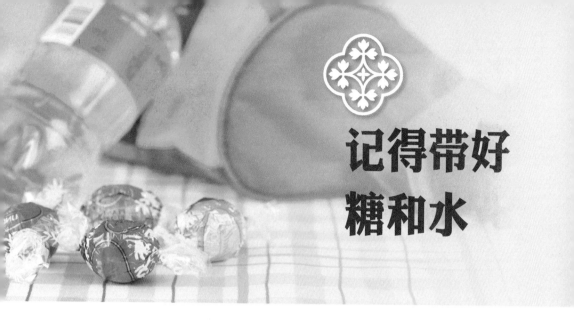

记得带好糖和水

糖尿病患者在运动时要特别小心低血糖的问题，尤其是服药或注射胰岛素的患者，千万不要在饥饿、空腹状态下外出运动，以免诱发低血糖。

只要是外出，一定要养成随身带食物的习惯，最好是能够快速补充糖分的糖果、饼干和果汁等饮料。

运动中一旦出现饥饿、头昏眼花、四肢无力、冒冷汗等症状，则表示血糖过低，继续运动有危险，要立即停下来进食，以防低血糖由轻变重。

一般来说，运动适宜在餐后1~2小时血糖较高时进行。如果在用餐2小时以后运动，且运动时间较长时，要在中途适当加餐，以防发生低血糖。外出旅游、远足、登山时也同样如此。

近期有过低血糖者或注射胰岛素者最好在运动前后都测一下血糖。胰岛素注射后要按规定进餐，切不可禁食和空腹，更不宜马上运动。

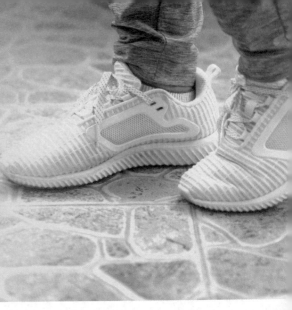

运动中
保护好足部

运动中离不开足部受力，如走、跑、跳太多，容易出现水疱、皮损等，而糖尿病患者一旦足部受伤、破损，往往难以愈合，甚至发展到坏疽、截肢的程度。由于末梢神经感觉不敏感，有时出现足部碰伤也没有察觉，很容易留下安全隐患。所以，运动中的防护重点就在足部。

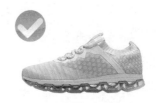

夏天最好选择网眼透气、包住脚趾、鞋底带气垫的运动鞋。

选好运动鞋

最好穿具备保护性功能、宽松柔软的运动鞋，防止新鞋磨脚，避免造成运动磨损、冻伤、冲击伤的发生。鞋头最好能包起来，不要露出脚趾，以防脚趾磕碰损伤。可根据易磨损部位，使用透气的脚垫、鞋垫等，防止皮肤磨损。

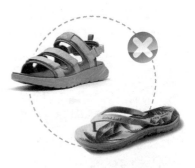

露趾或夹趾运动鞋最好不要选择，以免脚趾受伤。

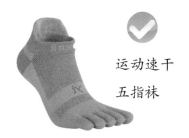

运动速干
五指袜

选好运动袜

运动时一定要穿袜子。夏季为防止脚部出汗太多，最好穿薄而透气的运动速干袜。

袜子也可选择五趾袜，将脚趾分开，可以防止过度摩擦或脚趾叠压挤伤，磨出水疱或茧子，还有助于脚趾间排汗，预防细菌感染及脚气发作。也可以在脚趾间夹些棉花，以起到保护作用。

袜子口以浅口为佳，避免紧绑脚踝的款式，以免影响足部血液循环。

运动时的足部保护

还没有并发糖尿病足的糖尿病患者，日常运动也要注意防护，毕竟糖尿病足一旦发生就不容易治愈，预防最为重要。

已经出现糖尿病足部病变者也不是完全不能运动，因为适当的运动可以改善下肢与足部的血液循环，只是应更加提高警惕，加强对足部的保护，做到以下几点。

> 运动时尽量避免赤脚、不穿鞋袜的情况。

> 每次运动前，要注意检查鞋内有无异物，鞋内有无破损。

> 运动后，要仔细检查足部有无红肿或受压的痕迹；一旦发现有皮肤破溃，应及时停止运动，到医院就诊。

> 有足畸形或足肿胀的糖尿病患者以短途慢走、骑自行车、游泳为宜，避免在过冷或过热的环境中运动。

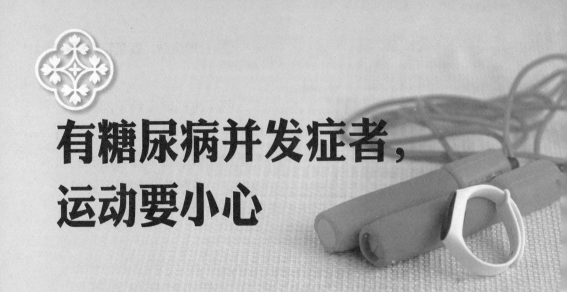

有糖尿病并发症者，运动要小心

没有并发症的糖尿病患者，运动疗法非常安全有效。但糖尿病是并发症最多的一种慢性疾病，调查显示，在血糖异常10年左右，有超过30%的糖尿病人会患上至少一种并发症。

这些有并发症的糖尿病患者对待运动控糖的态度会出现非常明显的两极分化：一种是完全放弃运动，每天在生活中如履薄冰，怕病情进一步恶化；另一种是我行我素，依旧坚持原有的运动方案。实际上，这两种做法都存在一定的偏颇，除了个别重度并发症外，坚持运动对控制血糖是有利的，但同时也要咨询医生，在医生的指导下针对病情调整运动计划。

糖尿病并发高血压者

血压 ≥ 180/120mmHg，是未被控制的高血压，应禁止运动。血压 ≤ 160/100mmHg 时，可在专业人员的监督下进行运动。

运动时要避免强度过大，不要过度负重及长时间憋气，避免做猛然发力、剧烈摇晃、体位改变过大、突然转动头部的动作，以免血压突升、眩晕摔倒。

糖尿病并发冠心病者

需要专业医生对患者的心功能进行评估后，提出适合的运动方案。

如心功能有轻度减退，每天户外活动不应超过1小时。心功能明显减退者，则不鼓励户外活动。

尽量进行舒缓的运动，避免剧烈、大运动量、需要爆发力的运动，也不宜进行大量肌肉力量练习，如哑铃、深蹲等。

运动中如有任何心前区不适、胸闷气短、虚汗症状，应马上停止运动。

糖尿病并发神经病变者

由于腿部及足部肢体感觉迟钝麻木，所以应选择舒缓平和的运动，不宜进行腿部负重、弹跳性大的运动，避免下肢受伤。

糖尿病并发视网膜病变者

在开始运动前，一定要进行细致的眼科检查，并在专业人员的指导下进行运动。

由于严重视网膜病变存在玻璃体出血和视网膜脱落的风险，所以合并视网膜病变者一定要避免负重、推举、过度弯腰以及较为剧烈的运动。

糖尿病并发肾病者

适当运动对降低糖尿病肾病患者的微量尿蛋白有积极作用，可在专业人员的监督下进行运动。运动应从低强度、低运动量开始，以中、低强度运动为主，在进行长期低强度运动的同时，要定期尿检，关注肾功能、电解质和酸碱平衡情况。

严重肾病者禁止运动。

这些糖尿病患者禁止运动

运动治疗应在医生指导下进行。运动前要进行必要的评估，特别是心肺功能和运动功能的医学评估。以下情况者禁忌运动，应在病情控制稳定后，方可逐步恢复运动。

血糖控制极差者

⚠ 1型糖尿病

⚠ 空腹血糖 >16.7 mmol / L

⚠ 反复低血糖或血糖波动较大

有急性并发症或严重慢性并发症者

⚠ 有酮症酸中毒等急性代谢并发症

⚠ 合并急性感染

⚠ 严重糖尿病足病

⚠ 有明显的增殖性视网膜病变

⚠ 严重肾病

⚠ 严重心脑血管疾病（血压大于 180/120mmHg、不稳定型心绞痛、严重心律失常、一过性脑缺血发作）

陆

经络穴位保健，
可以有效降血糖

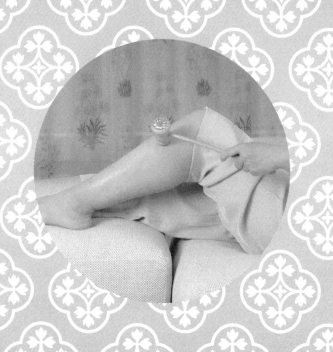

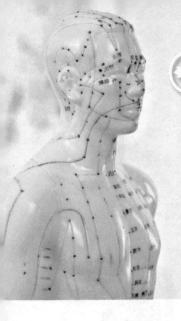

经络保健，
促进人体自我修复

经络是经脉与络脉的总称，意指周身气血运行的通道。它通过穴位与五脏六腑连通起来，将人体联系成为一个有机的整体。经络是一套自我修复系统，保养好经络，就能激活人体的自我修复能力，调理各脏腑，达到预防疾病、养生保健、强身健体的作用。

人体经络有以下主要功能。

感应功能

经络可联系脏腑，沟通内外，传导刺激，使身体协调统一，完成正常的生理活动。脏腑功能失调常通过相应经络穴位的瘀阻疼痛反映出来。

疏导功能

经络是人体气血运行的通道，能将营养物质输布到全身各组织脏器，使脏腑得以营养，筋骨得以濡润，关节得以通利，并有调节代谢的疏导作用。

修复功能

经络有自我修复和免疫功能，在内调和五脏六腑，在外抗御病邪，防止内侵。保养经络能提高抗病能力、抗御外邪，提高脏腑功能。

"不通则痛，不荣则痛"。经络营养不足或瘀阻不畅，都会导致人体的全身循环代谢功能失调，从而引起身体的各种不适。而脏腑功能失调，相应经络的穴位上常常会出现"痛点"，这是经络不畅的表现。此时，如能通过刺激穴位的方法找到"痛点"，缓缓化解此处的瘀滞，使经络畅通，相应的脏腑功能也会得到大大改善。

对糖尿病患者来说，应重点保养的经络为主管消化功能的脾经、胃经，以及延缓人体衰老的肾经。经常按摩这些经络，可达到调整阴阳、调和气血、疏通经络、益肾补虚、清泻三焦燥热、滋阴健脾等功效。研究证明，刺激相应经络可增加胰岛素的分泌，加速糖的利用，使糖的吸收降低，同时可以改善人体微循环，既能降低血糖，又有预防各类糖尿病并发症的作用。

按摩是最常用的经络保养法

经络保养方法以自我按摩为主，如按揉穴位、拍打或敲打经络、局部按摩等。自我按摩经络穴位，可以说是最安全有效、方便易行的保健法，是人体自备的大药，随时随地都可进行。

穴位按摩时，力度要适当、均匀，先轻后重，柔中有刚，有节奏，不要乱按一气。当穴位有酸、痛、胀、麻的感觉时就已产生效果，不要过度用力。特别是对于感到很痛的穴位，要一点点按揉开，以痛觉缓解甚至消除、局部感觉舒适惬意为最佳。一般每次按摩5～10分钟为宜。

有皮肤病变及糖尿病足者，不宜过度进行皮肤及足部按摩，以防溃破。

刮痧、拔罐、艾灸等方法效果也不错，但操作不当的话，容易使皮肤破损，对糖尿病患者不是非常安全，最好不做。

保健的
重点经络

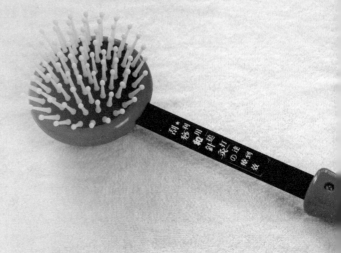

脾经

【经络走向】从大脚趾内侧的隐白穴，沿腿部内侧，经腹部，止于胸部的大包穴。

【保健功效】增强脾胃运化功能，化痰除湿，促进糖类、脂类、水液代谢，防治脾胃疾病，也可调理血液疾病以及心、肺、肝、肾有关疾病。

胃经

【经络走向】从眼睛下方的承泣穴，沿胸、腹向下，经腿部前外侧面走向脚面，止于脚面第二趾的厉兑穴。

【保健功效】调理胃肠功能，提高消化能力，控制食欲，防治肠胃疾病、肥胖以及血液疾病、神志疾病、面部疾病和皮肤病等。

肾经

【经络走向】从足底的涌泉穴，沿腿部内侧经腹部，止于胸部锁骨下的俞府穴。

【保健功效】增强人体元气，补虚强身，防治泌尿、生殖、内分泌、神经等系统疾病及各种老年慢性病。

人体脾经、胃经、肾经走向示意图

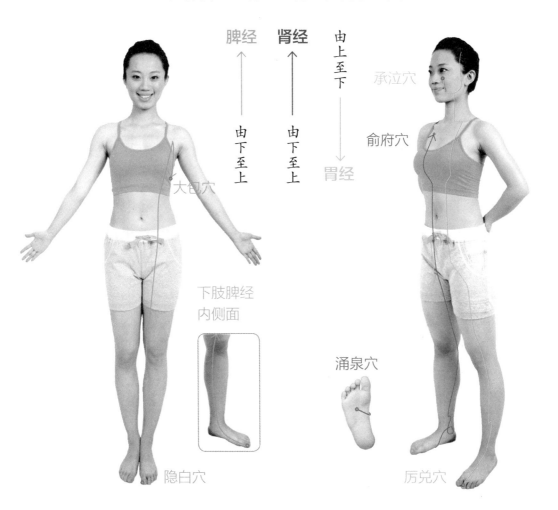

脾经 ↑ 肾经 ↑ 由上至下 承泣穴

由下至上 由下至上 ↓ 胃经 俞府穴

大包穴

下肢脾经内侧面

涌泉穴

隐白穴 厉兑穴

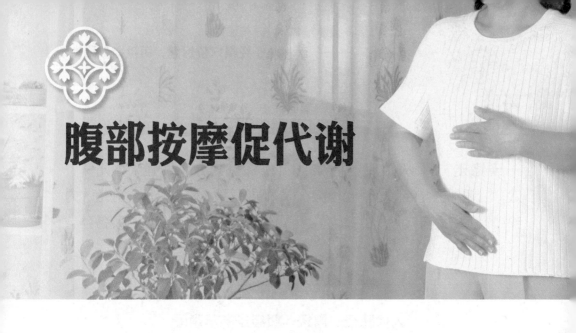

腹部按摩促代谢

　　腹部是脾、胃、肠所在的消化系统核心区，经常按摩可增强脾胃运化及代谢功能，减少腹部脂肪，对降血糖、降血脂、瘦腹十分有益。

中脘穴

【所属经络】任脉。

【取穴】位于上腹部，前正中线上，脐中上4寸，胸骨下端和肚脐连接线中点即是。

【保健功效】调理脾胃，促进消化和代谢。可治胃痛腹胀、呕逆、饮食不化、疳积、便秘等各类肠胃疾病以及目眩耳鸣、精力不济、神经衰弱等。

天枢穴

【所属经络】大肠经。

【取穴】脐中旁开2寸。

【保健功效】理气行滞，消食。可治便秘、腹胀、腹泻、脐周围痛、腹水、肠麻痹、消化不良等，是治疗肠胃疾病的要穴，也有助于腹部减肥。

滑肉门穴

【所属经络】胃经。

【取穴】位于人体的上腹部，在脐中上1寸，距前正中线2寸处。

【保健功效】滑，滑行也。肉，脾之属也，土也。门，出入之门户也。该穴名意指胃经中的脾土微粒在风气的运化下输布人体各部。此穴主脾土运化，能全面改善人体的消化功能，促进营养的吸收、输布和代谢，对体形肥胖和瘦弱均有改善作用。常用于治疗胃痛、呕吐、呃逆、肠鸣、泄泻、癫狂等病症，也常用于糖尿病、高血脂、腹部肥胖者。

大横穴

【所属经络】脾经。

【取穴】位于人体的腹中部，距脐中4寸处。

【保健功效】此穴有除湿散结、理气健脾、通调肠胃的作用。可改善气血瘀滞化热引起的便秘、腹泻、腹痛等问题，并能有效减少腹部脂肪沉积，治疗肥胖症，尤其适合腹部肥满的糖尿病患者进行保健。

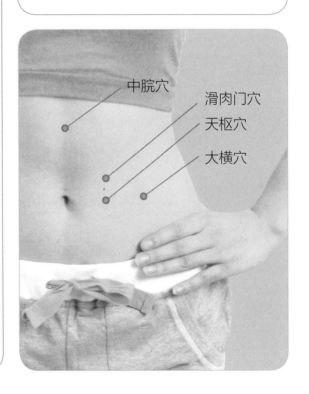

中脘穴
滑肉门穴
天枢穴
大横穴

腹部按摩方法

腹部按摩可使脏腑气血运行通畅，促进运化，新陈代谢加快，特别是胰腺的血运通畅，帮助恢复胰岛功能，增加胰岛素分泌，提高胰岛素活性，起到降低血糖的作用。此外，常做腹部按摩也有利于消解腹部脂肪，对改善腹型肥胖、代谢综合征十分有益。

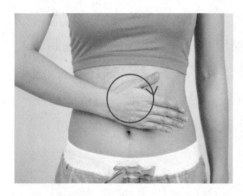

以掌根按揉、环摩中脘穴区（上腹部），用力稍重，顺时针50圈。

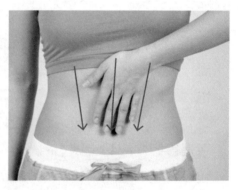

用手掌及四指平推揉摩上腹部，从上向下（方向不能颠倒），从乳根下至脐部，反复20次。

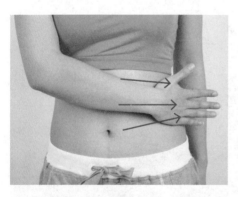

用手掌及四指横向平推，摩擦上腹部，从内至外，反复20次。

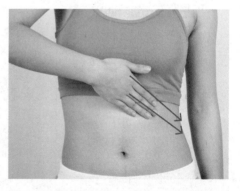

右手放在左侧肋骨下，以手掌、掌根或四指从上向斜下方沿肋骨下缘推摩，直推20次。

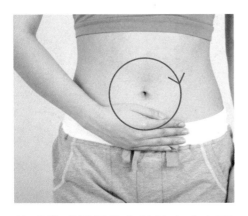

将手掌或掌根放在肚脐上（也可以双手掌叠放），环绕肚脐，顺时针按揉摩擦 3 分钟。

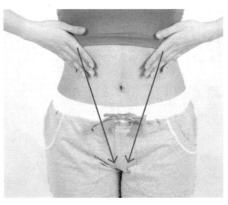

双手手掌或掌根置于两侧肋下，向斜下方直推至大腿根内侧。力度稍重，反复 20 次。

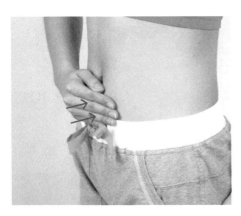

虚掌拍击腹部四周（上腹部、下腹部、肚脐四周均要拍到），力量以感觉肌肉震颤为度。一次 3 分钟，每天 2 次。

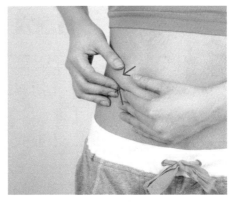

用双手五指提拿从肋肋部到小腹部的赘肉，一拿一放，并在拿起时加力捻揉。反复15～20次，以促进脂肪消解。

 腹部按摩不宜在饭前、饭后进行，离进餐应相隔30分钟以上。

 按摩腹部一定要搓热双手后再进行，切勿使腹部受寒。

 直接接触皮肤按摩效果最佳，隔单层衣尚可，隔厚衣作用不大。

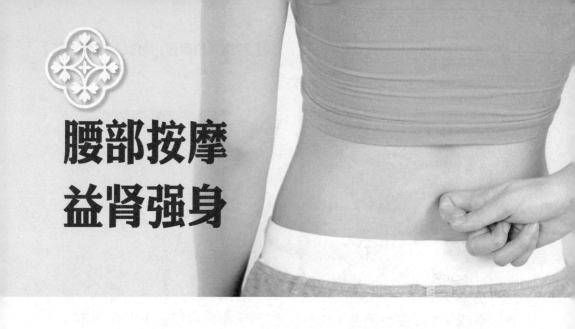

腰部按摩
益肾强身

腰部按摩可起到益肾固气、通经活络、增强脾肾功能、延缓衰老、消除腰部赘肉的作用，对增强体质、预防糖尿病并发肾病也有好处。

脾俞穴

【所属经络】膀胱经。

【取穴】在背部，在第11胸椎棘突下，旁开1.5寸处。

【保健功效】健脾和胃，可治疗胃溃疡、胃炎、消化不良、肠炎、肝炎、贫血、肝脾肿大、月经不调及糖尿病等。

胃俞穴

【所属经络】膀胱经。

【取穴】在背部，在第12胸椎棘突下，旁开1.5寸处。

【保健功效】和胃健脾，理中降逆，可治疗胃炎、胃溃疡、胃下垂、胃痉挛、肝炎、肠炎、痢疾、糖尿病及失眠等。

肾俞穴

【所属经络】膀胱经。

【取穴】位于背部，第2腰椎棘突旁开1.5寸处。

【保健功效】强肾补虚，可治腰痛、肾病、高血压、耳鸣、阳痿、精力减退、腰酸腿软等，可防治糖尿病肾病等并发症。

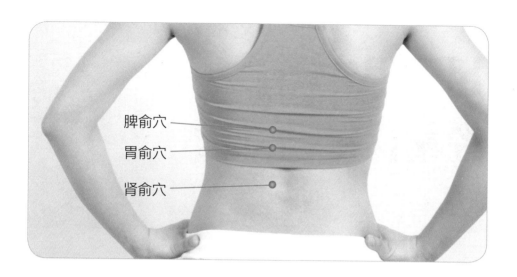

脾俞穴

胃俞穴

肾俞穴

腰部按摩方法

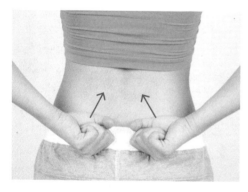

双手握拳，反复捶打腰部肌肉，从腰部直到骶部。脾俞、胃俞、肾俞及疼痛处加大力度。

用保健锤敲打，力度更大，效果更好，强烈推荐。

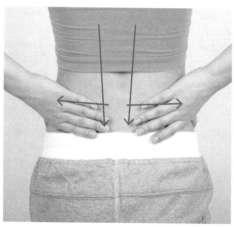

双手手掌由上至下、由内向外，反复推揉腰后部。用力适度，直到感觉腰部皮肤透热。

自己推揉不便或手酸的话，可以俯卧在床上，由他人按摩，力度大些效果更好。

足三里穴，
经常保健助降糖

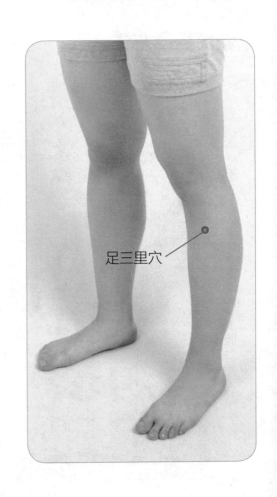

足三里穴

足三里穴

【所属经络】胃经。

【取穴】位于小腿外侧，外膝眼下3寸（四横指宽），胫骨外缘一横指。

【保健功效】此穴燥化脾湿，生发胃气，是调理脾胃的要穴。尤其对各类胃病、脾胃运化失调等消化系统疾病有特效，对肥胖或消瘦、糖尿病、高血压、心悸失眠、下肢水肿、下肢痹痛等均有调理作用。

点揉、捶打更有效

人体腿部有 6 条经脉贯通，加强日常保养可使经络畅通，促进人体排除湿浊之气，提高代谢能力，缓解糖尿病患者常见的下肢麻木、酸胀疼痛、疲弱无力、水肿等不适，对防治糖尿病并发症很有帮助。

小腿部的足三里穴是调理脾胃的大穴，也是糖尿病患者经络调养的重点。

以下方法适合足三里穴的日常保养。

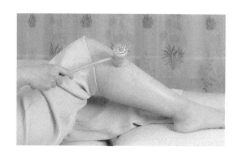

用保健锤反复敲打小腿外侧面，重点敲打足三里穴及周围区域，有酸胀、疼痛感之处加大力度，直到感觉酸胀、疼痛感有所缓解。换腿再做。晚间边看电视边做最佳。

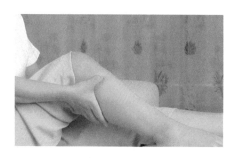

用大拇指的指尖对准足三里穴，其余四指握住胫骨，大拇指用力按揉穴位，边按边揉（也可以掐按），力度要重，每次3分钟。换腿再做。每天1~2次。

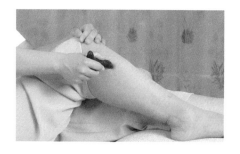

用按摩棒或带尖角的刮痧板刺激足三里穴位，这样力度更重，保健效果更好。

 切勿按到皮肤破损。

 妊娠糖尿病患者不宜。

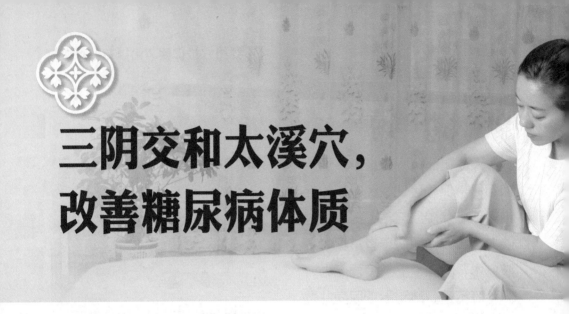

三阴交和太溪穴，改善糖尿病体质

三阴交穴

【所属经络】脾经。

【取穴】位于内踝尖上直上3寸（四横指宽），胫骨后缘靠近骨边凹陷处。

【保健功效】此穴为脾经、肝经、肾经这3条阴经的交会之地，故名为三阴交。糖尿病多与脾、肝、肾不调有关，多按此穴十分有益，可健脾益血，调肝补肾，安神助眠。常用于消化不良、腹胀肠鸣、腹泻、水肿、失眠、小便不利、遗精、妇科病等。

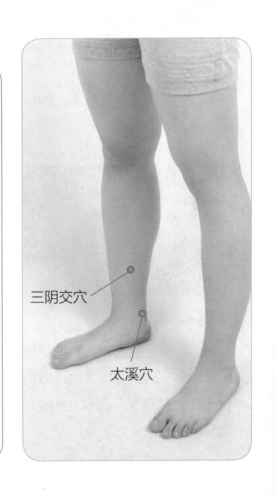

三阴交穴

太溪穴

太溪穴

【所属经络】肾经。

【取穴】位于足内侧，内踝后方与脚跟骨筋腱之间凹陷处。

【保健功效】滋阴益肾，壮阳强腰。可用于糖尿病、肾炎、膀胱炎、遗精、遗尿、尿频、失眠、腰痛、水肿、脚气等，也常用于视物昏花、耳鸣耳聋、手足心热、腰膝酸软、关节炎、精力不济、风湿痛等。

按摩捶打，缓解不适

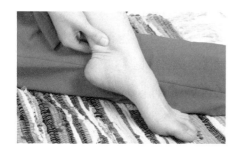 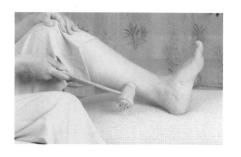

分别用力掐揉三阴交穴和太溪穴，边按边揉，每次3分钟。换腿再做。每天1~2次。

用保健锤反复敲打小腿内侧沿线，在三阴交及太溪穴区域加重力度。晚上临睡前敲打效果较好，还有助于睡眠。

🔔 也可用按摩棒或带尖角的刮痧板按揉穴位，但注意切勿按到皮肤破损。

🔔 三阴交穴对调治男性性功能障碍、女性妇科疾病均有好处，但孕妇刺激此穴位易流产，妊娠糖尿病患者不宜。

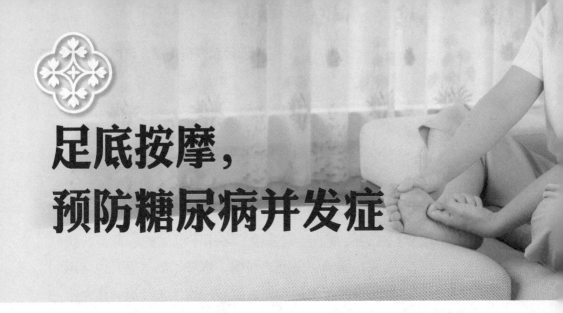

足底按摩，
预防糖尿病并发症

人体的足底是多条经络的起始或终端部位，虽与内脏器官距离长远，但由于经络相连，又与五脏六腑关系紧密。除了经络相连外，足底还有全身各脏腑、组织的相应反射区，通过刺激不同的足底部位，可以起到保养相应脏腑的目的。

糖尿病患者适度按摩足底，对改善全身内分泌状况、稳定血糖非常有益，并能促进足部血运，改善肢端麻木、腿脚肿胀等问题，预防糖尿病并发肾病、足病及神经病变。

涌泉穴

【所属经络】肾经。

【取穴】位于足前部凹陷处第2、第3趾趾缝纹头端与足跟连线的前1/3处。

【保健功效】涌泉穴是肾经首穴、要穴。肾经之气犹如源泉之水，从足下涌出，灌溉周身四肢各处，因而涌泉穴在补肾强身、抗衰防病身方面有重要作用。常用于精力减退、身疲乏力、失眠、高血压、眩晕、焦躁、糖尿病、肾病、膀胱炎等。

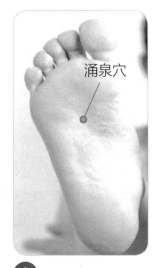

涌泉穴

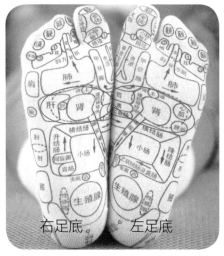

右足底　　左足底

穿上一双印有"足底反射区"的袜子再按摩，既能找对位置，又能保护足部皮肤，避免按摩过度。

🔔 由于糖尿病患者肢体末端敏感度较差，又存在足部病变的隐患，足部保健时要注意不可过度按摩，严防出现皮肤溃破的情况。如果是已经出现糖尿病足者，要慎做足底按摩。

足底按摩的方法

用食指指关节或按摩棒反复按摩右脚底的涌泉穴区（包括肾及肾上腺反射区）、肝、胆、胃、胰腺反射区。再同法反复按摩左足底的涌泉穴区（包括肾及肾上腺反射区）、脾、胃、胰腺反射区。力度适中，至有发热、酸胀感为佳。

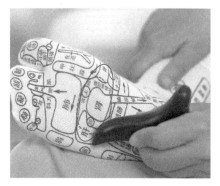

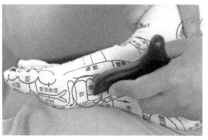

🔔 左右脚足底反射区有所不同：心、脾反射区在左足底，而肝、胆反射区在右足底。

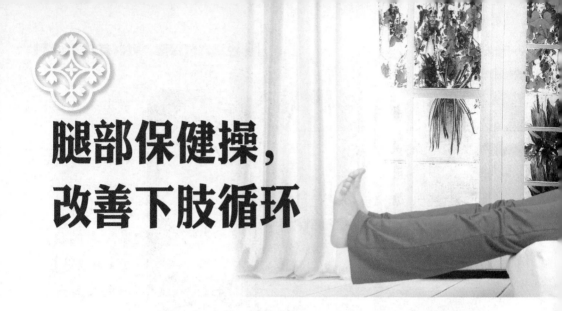

腿部保健操，
改善下肢循环

　　腿部保健对于糖尿病患者特别重要，因为糖尿病患者下肢循环代谢不畅，容易出现下肢痿痹、足弱乏力、肢端麻木或有蚁走感、灼痛感，甚至出现行走困难及糖尿病足，严重影响生活质量。

　　经常做做腿部的保健操，不仅可调和脾胃、保养肝肾、控制血糖，还能活化气血，增强下肢感知力，预防糖尿病周围神经病变、足病、肾病等并发症。

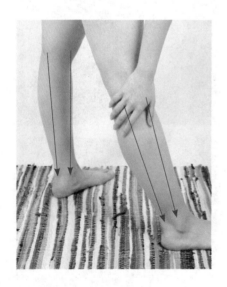

以手掌反复推擦小腿，内侧、外侧、前侧、后侧都推擦到。方向从膝盖至脚踝、由上而下进行，直至感觉小腿发热。

🔔 常做这个动作可以改善下肢气血运行，刺激小腿内外侧的经络穴位，激活腿部知觉，缓解肢端乏力、麻木、水肿等状况。

坐正，小腿平抬起，并拢绷直，再将脚尖向上勾，尽量与腿垂直。反复进行。久坐、久站后经常做这个动作，可促进下肢血液循环，缓解麻木肿胀感。

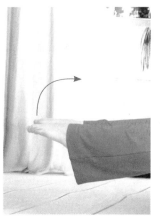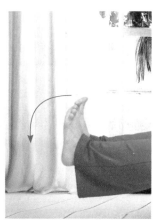

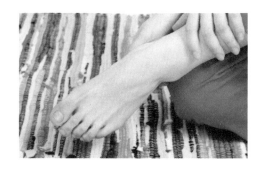

右手握住左脚脚后跟，缓慢旋转脚踝，20次后，换脚再做。常做此动作，可改善局部血液循环，预防小腿肢麻及足部病变。

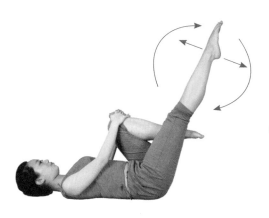

左腿弯曲，双手抱住左腿膝盖，右腿反复伸直上举，并在空中做蹬自行车动作。然后换左腿再做。也可以双腿同时做交替上举和空中蹬自行车运动。

🔔 此动作可增强腿部力量，预防腿足并发症。糖尿病患者可根据自己体力状况适当练习，以不感到疲劳酸痛为度。

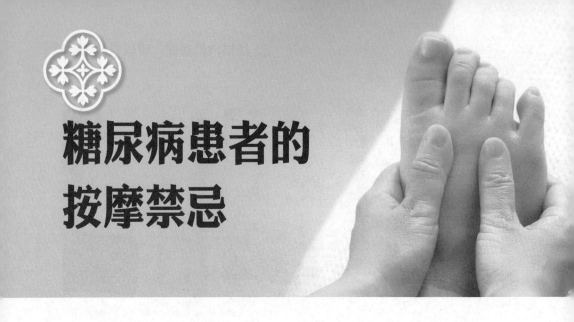

糖尿病患者的按摩禁忌

　　按摩保健对调控血糖、缓解不适、预防并发症都非常有益，但糖尿病患者要特别注意预防皮肤溃破及感染，所以，在按摩时要更为小心谨慎。以下几点需要牢记。

　　手指甲要修剪圆滑，保持清洁，指甲不可过长，以免损伤皮肤。

　　按摩处的皮肤要保持清洁，按摩前先洗去污垢和尘土，手部也要洗净，防止细菌污染。

　　按摩前，应先将双手摩擦生热，不能用凉手。

　　皮肤有伤口、发黑、破损、溃疡或有炎症、癣疹、疮痈、囊肿时不宜按摩。已有糖尿病足者足部慎重按摩。

　　按摩除了直接用手外，也可以用保健锤、按摩棒等，但不要用太锋利尖锐的部位，力度也不要太重，皮肤出现发红就要停止。

了解药物常识，
不怕用药也不乱用药

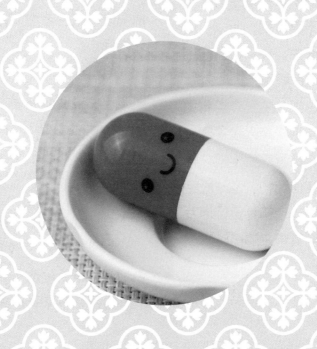

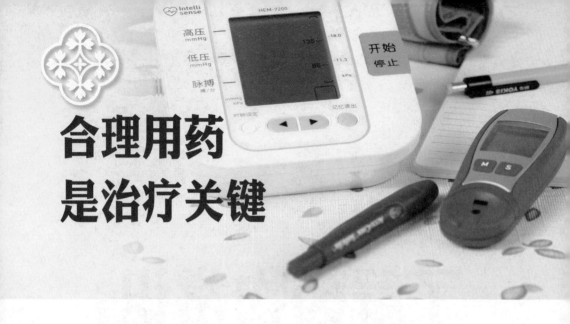

合理用药
是治疗关键

合理用药是治疗的关键，也是控制糖尿病的主要手段。药物治疗包括口服降糖药物（包括西药、中药）和胰岛素治疗。由于糖尿病患者并不具备专业医学知识，病情又千差万别，所以，这部分要交给医生，决不能自作主张，必须谨遵医嘱服药。

本书在这部分主要介绍有关药物的基本常识，让患者在服药时做到心中有数，避免出现"轻视药物""迷信药物"及"服药不当"等情况，让药物更好地发挥作用，而把其带来的风险降到最低。

控糖目标因人而异

2型糖尿病理想综合控制目标应根据患者的年龄、病程、并发症及并发症的严重程度等具体情况进行综合考虑，有一定的个体差异。

由于糖尿病并发高血压、高血脂、冠心病的情况十分常见，所以，糖尿病患者还应满足血压、血脂等综合控制目标。

在治疗调整中，可将糖化血红蛋白≥7%作为2型糖尿病启动临床治疗或需要调整治疗方案的重要判断标准。

严格目标 —— < 6.5%（病程较短、年龄不太、无并发症、未合并心血管疾病的2型糖尿病患者，其前提是无低血糖或其他不良反应）

糖化血红蛋白 < 7%

宽松目标 —— < 8.0%（有严重低血糖史、高龄老人、有显著的微血管或大血管并发症者）

血压 < 130 / 80 mmHg （老年患者适当放宽至150/90mmHg）

低密度脂蛋白 < 2.6 mmol / L（未合并动脉硬化性心血管疾病）
< 1.8 mmol / L（合并动脉硬化性心血管疾病）

体质指数（BMI）< 24

治疗方法和降糖药物的选择

生活方式干预

生活方式干预是糖尿病的基础治疗措施，应贯穿于糖尿病治疗的始终。

不达标 ➡

单药治疗

二甲双胍是2型糖尿病单药治疗的首选药物。若无禁忌证，二甲双胍应一直留用。不适合二甲双胍治疗者可选择α-糖苷酶抑制剂或胰岛素促泌剂。

不达标 ⬇

三联治疗或胰岛素多次注射

不同机制的降糖药物可以三种药物联合使用。如三联治疗仍不达标，则应将治疗方案调整为多次胰岛素注射。

不达标 ⬅

二联治疗

在单药治疗疗效欠佳时，可在二甲双胍的基础上，加用胰岛素促泌剂、α-糖苷酶抑制剂、胰岛素等其他机制的降糖药物。

了解常用
西药口服药

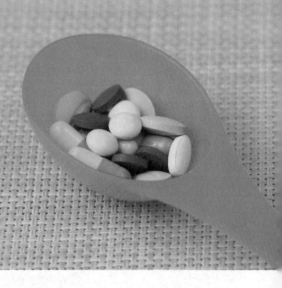

2型糖尿病是一种进展性疾病，随着病程的发展，血糖有逐渐升高的趋势，对外源性血糖控制手段的依赖会逐渐增大，治疗强度也随之加强，常会从单药治疗发展为多种手段的联合治疗。因此，患者了解一下各种药物的降糖机制和药理作用十分必要。以下内容摘自中华医学会糖尿病学分会编写的《2017中国2型糖尿病防治指南》，供读者参考。

不同机制的降糖药

高血糖的药物治疗多基于纠正导致人类血糖升高的两个主要病理生理改变——胰岛素抵抗和胰岛素分泌受损。根据作用效果的不同，口服降血糖西药可分为以下两大类。

促进胰岛素分泌的药物	通过其他机制降糖的药物
磺脲类、格列奈类：直接刺激胰岛B细胞分泌胰岛素。 DPP-4抑制剂：间接促进胰岛b细胞分泌胰岛素。	双胍类：减少肝脏葡萄糖的输出。 TZDs：改善胰岛素抵抗。 α-糖苷酶抑制剂：延缓碳水化合物在肠道内的消化吸收。 SGLT2抑制剂：通过减少肾小管对葡萄糖的重吸收来增加肾脏葡萄糖的排出。

常用的口服降糖药

二甲双胍

常见药品： 盐酸二甲双胍。

药理作用： 通过减少肝脏葡萄糖的输出和改善外周胰岛素抵抗而降低血糖。

降糖效果： 作为降血糖的首选用药和基本用药。一般糖化血红蛋白可下降0.7%～1.5%，并可减轻体重，还可减少肥胖的2型糖尿病患者心血管事件和死亡率。

不良反应： 主要为胃肠道反应，与胰岛素或胰岛素促泌剂联合使用时可增加低血糖发生的风险。从小剂量开始并逐渐加量可减少不良反应。

禁用人群： 肾功能不全、肝功能不全、严重感染、缺氧或接受大手术的患者。

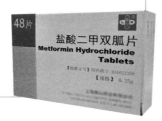

磺脲类药物

常见药品： 格列本脲、格列美脲、格列齐特、格列吡嗪和格列喹酮。

药理作用： 属于胰岛素促泌剂，通过刺激胰岛B细胞分泌胰岛素，增加体内的胰岛素水平而降低血糖。

降糖效果： 可使糖化血红蛋白降低1.0%～1.5%，并使糖尿病微血管病变和大血管病变发生的风险下降。

不良反应： 使用不当可导致低血糖，特别是老年患者和肝、肾功能不全者；此类药物还可导致体重增加。

 中药消渴丸中含有格列本脲成分，降糖效果与格列本脲相当，而低血糖发生的风险低，改善糖尿病相关中医症候的效果更显著。

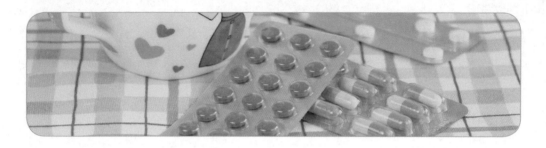

噻唑烷二酮类（TZDs）

常见药品：罗格列酮、吡格列酮。

药理作用：通过增加靶细胞对胰岛素作用的敏感性而降低血糖。

降糖效果：糖化血红蛋白可下降0.7%~1.0%。

不良反应：主要为体重增加和水肿，与胰岛素联合使用时表现更加明显。单独使用时不导致低血糖，但与胰岛素或胰岛素促泌剂联合使用时可增加低血糖发生的风险。与骨折和心力衰竭风险增加相关。

禁用人群：心力衰竭（纽约心脏学会心功能分级Ⅱ级以上）、活动性肝病或转氨酶升高超过正常上限2.5倍及严重骨质疏松和有骨折病史的患者。

格列奈类药物

常见药品：瑞格列奈、那格列奈和米格列奈。

药理作用：为非磺脲类胰岛素促泌剂，通过刺激胰岛素的早时相分泌而降低餐后血糖。

降糖效果：可使糖化血红蛋白降低0.5%~1.5%。此类药物需在餐前即刻服用，可单独使用或与其他降糖药联合应用（与磺脲类降糖药联合应用需慎重）。与二甲双胍联合治疗可更显著地降低血糖，但低血糖的风险显著增加。药物可以在肾功能不全的患者中使用。

不良反应：常见不良反应是低血糖和体重增加，但低血糖的风险和程度较磺脲类药物轻。

α–糖苷酶抑制剂

常见药品：阿卡波糖、伏格列波糖和米格列醇。

药理作用：通过抑制碳水化合物在小肠上部的吸收而降低餐后血糖。

降糖效果：适用于以碳水化合物为主要食物成分和餐后血糖升高的患者。

不良反应：胃肠道反应，如腹胀、排气等。从小剂量开始，逐渐加量可减少不良反应。单独服用本类药物通常不会发生低血糖。如果出现低血糖，治疗时需使用葡萄糖或蜂蜜，而食用蔗糖或淀粉类食物纠正低血糖的效果差。

二肽基肽酶4(DPP-4)抑制剂

常见药品：西格列汀、沙格列汀、维格列汀、利格列汀和阿格列汀。

药理作用：抑制胰高血糖素样肽-1(GLP-1)和葡萄糖依赖性促胰岛素分泌多肽(GIP)的灭活，提高内源性GLP-1和GIP的水平，促进胰岛B细胞释放胰岛素，同时抑制胰岛α细胞分泌胰高血糖素，从而提高胰岛素水平，降低血糖。

降糖效果：可使糖化血红蛋白降低0.4%~0.9%，且不易诱发低血糖和增加体重。

不良反应：肾功能不全者应按药物说明书减少药物剂量。

钠–葡萄糖协同转运蛋白2（SGLT2）抑制剂

常见药品：达格列净、恩格列净和卡格列净。

药理作用：抑制肾脏对葡萄糖的重吸收，使过量的葡萄糖从尿液中排出，降低血糖。

降糖效果：降糖疗效与二甲双胍相当。可降低糖化血红蛋白0.5%~1.0%；减轻体重1.5~3.5千克，降低收缩压3~5mmHg，降低心血管疾病风险。

不良反应：生殖泌尿道感染，酮症酸中毒（罕见），可能的不良反应包括急性肾损伤（罕见）、骨折风险（罕见）和足趾截肢（见于卡格列净）。

慎用人群：肾功能不全者。

胰岛素
该用就用

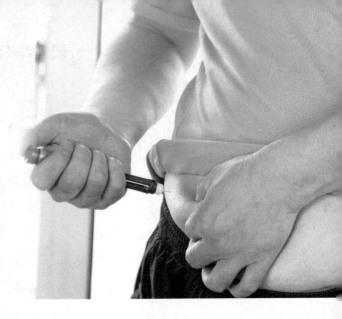

不要排斥胰岛素

胰岛素治疗是控制高血糖的重要手段。1型糖尿病患者需依赖胰岛素维持生命，也必须使用胰岛素控制高血糖，并降低糖尿病并发症的发生风险。2型糖尿病患者虽不需要胰岛素来维持生命，但当口服降糖药效果不佳或存在口服药使用禁忌时，仍需使用胰岛素，以控制高血糖，并减少糖尿病并发症的发生危险。在某些时候，尤其是病程较长时，胰岛素治疗可能是最主要的、甚至是必需的控制血糖措施。

胰岛素是很多糖尿病患者比较排斥的，怕疼、怕打针、怕一用上就戒不掉了，所以，很多患者宁愿多吃药，也不愿使用胰岛素，

其实这是对胰岛素的一种误解。

胰岛素本身就是人体内所分泌的一种激素，只是糖尿病患者内源性胰岛素分泌不足，我们使用外源性胰岛素皮下注射以解决内源性胰岛素分泌不足的问题，从而降低血糖，因此不存在所谓的成瘾和依赖性。而一旦错过了使用胰岛素治疗的最佳时机，血糖无法控制，将会导致慢性并发症的发生而危及生命。

但与口服药物相比，胰岛素治疗涉及更多的环节，确实比较麻烦，如学习药物注射、自我血糖监测、低血糖的防护、更严格的饮食和运动控制等，因此，患者的配合就显得更加重要了。

这些人需要胰岛素治疗

1型糖尿病患者在发病时就需要胰岛素治疗，且需终身胰岛素替代治疗。

新发病2型糖尿病患者如有明显的高血糖症状、发生酮症或酮症酸中毒，可首选胰岛素治疗。待血糖得到良好控制和症状得到显著缓解后再根据病情确定后续的治疗方案。

2型糖尿病患者在生活方式和口服降糖药治疗的基础上，若血糖仍未达到控制目标，即可开始口服降糖药和起始胰岛素的联合治疗。

在糖尿病病程中，出现无明显诱因的体重显著下降时，应该尽早使用胰岛素治疗。

对于糖化血红蛋白≥9.0%或空腹血糖≥11.1mmol／L，同时伴明显高血糖症状的新诊断2型糖尿病患者，可考虑实施短期（2周至3个月）胰岛素强化治疗。

根据患者具体情况，可选用基础胰岛素或预混胰岛素起始胰岛素治疗。2型糖尿病患者的胰岛素起始治疗可以采用每日1~2次胰岛素。胰岛素的多次注射可以采用每天2~4次或持续皮下胰岛素输注方法。

在糖尿病急性并发症、应激状态（如心脑血管意外、心力衰竭等）、合并感染、创伤、大手术、妊娠、严重慢性并发症（特别是糖尿病足）等情况下，也需要使用胰岛素来治疗。

183

胰岛素治疗者要加强自我管理

糖尿病患者在开始胰岛素治疗后，应继续坚持饮食控制和运动，并加强血糖监测，来适当调节胰岛素剂量。

胰岛素治疗中比较容易出现低血糖状况，如餐前乏力、头晕、手抖、视力模糊等，严重时会晕倒（详见第122页）。使用胰岛素者需要了解低血糖发生的危险因素、症状以及掌握自救措施，加强自我管理技能，尤其要注意以下几个方面。

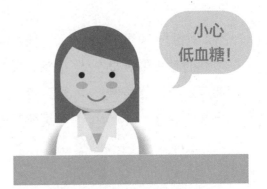

小心低血糖！

定时、定量进餐

如每餐进食量有较大改变或进餐时间、次数改变时，应及时调整胰岛素用量，否则容易发生血糖较大波动。如果少吃了一顿或食欲不佳时却仍打了定量的胰岛素，很容易出现低血糖意外，此时应适当减少用量。

加强血糖监测

使用胰岛素治疗者应根据胰岛素治疗方案进行相应的血糖监测。

使用基础胰岛素者应监测空腹血糖，根据空腹血糖调整睡前胰岛素的剂量。

使用预混胰岛素者应监测空腹和晚餐前血糖，根据空腹血糖调整晚餐前胰岛素剂量，根据晚餐前血糖调整早餐前胰岛素剂量，空腹血糖达标后，注意监测餐后血糖以优化治疗方案。

切勿自行加量

胰岛素并不一定是用得越多，血糖降得越多，用量过多时，常常不能提高降糖效果，有时反而使血糖更高，并发生较严重的餐前低血糖。如果用了胰岛素，血糖仍然偏高，应该去医院让医生换药调整，切勿自行加量注射。

小心夜间低血糖

胰岛素注射者在夜间1~3点容易出现低血糖状况，由于此时反应较为迟钝，常常会自救不及时而发生意外。为了有效防范，可在睡前加些餐，或在床头放一下糖果、点心、糖水等能迅速补糖的食物，以防夜间突然低血糖而来不及自救。

定时、定量运动

运动也最好定时、定量，并在餐后1~2小时进行为佳。如果在餐后3~4小时后运动，更容易发生低血糖。老年人尤其要注意。此外，运动量不可过大，如果突然增加运动量或活动量，应事先减少胰岛素剂量，或增加饮食，以免低血糖发作。

胰岛素注射者还容易出现胰岛素水肿、皮下脂肪萎缩、产生胰岛素抗体等问题。如发生这些问题，要及时让医生调整用药品种及用药量。

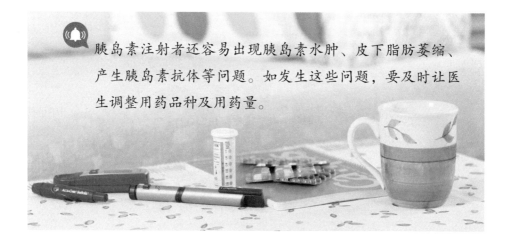

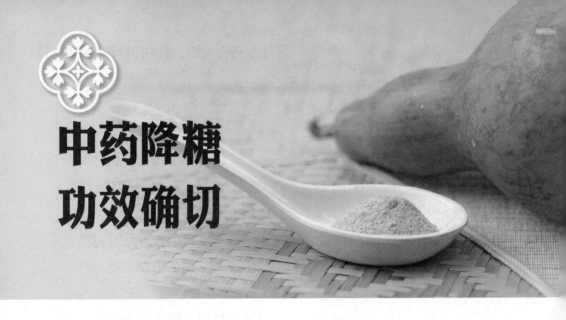

中药降糖
功效确切

西药重在降糖，中药重在调体质

中医的整体观念很强，治病常从宏观入手，以全面改善体质为主，擅长调理人体内分泌及代谢功能、缓解不适症状，起到间接、协助降糖的效果。而西医往往从微观入手，注重血糖数值是否达标，精准测定疾病程度及药物疗效。

虽然中西医在糖尿病的病因、病理、治疗原则和方法上不尽相同，但"关键看疗效"，只要能达到"防控疾病发展、提高生存质量、延长生存时间"的目的，不同的治疗思路和手段都可以上阵。中西医取长补短，才能提高治疗效果。

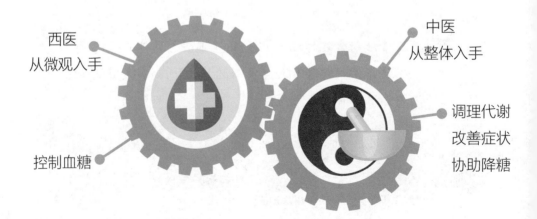

西医
从微观入手

控制血糖

中医
从整体入手

调理代谢
改善症状
协助降糖

这些患者宜用中药

糖尿病前期

糖耐量异常是一种发病前的临界状态，又被称为"糖尿病前期"。虽然还不是糖尿病，但同样存在高血糖损害和慢性并发症逐渐发生的可能性。此类人群在认真进行饮食管理与运动治疗的基础上，使用中药调理，可大大降低糖尿病的发生率。

轻中度2型糖尿病

此类患者占糖尿病患者的大多数，尤其是血糖不是很高的老年患者，中医药治疗不仅可以控制病情发展、平稳血糖，还能有效改善因肾虚阴亏引起的其他相关老年病的症状，延缓衰老。

血糖控制良好但症状缓解不明显

一些糖尿病患者经西医治疗后，血糖控制良好，但仍然存在口干、口渴、疲乏无力、体弱多汗等气阴两虚的表现，西医没有更好的治疗方法，而中医可对症治疗，缓解这些不适，提高生活质量。

吃西药出现不良反应

西药降糖的疗效肯定，但存在不同程度的副作用，尤其是长期大剂量用药，容易造成肠胃功能紊乱等不良反应。此时适当使用中药，可以减轻不良反应，同时逐渐减少西药的使用剂量，协助平稳降糖。

出现早期慢性并发症

西药加中药可以明显降低糖尿病并发症的发生率。中药对糖尿病并发肾病、眼病以及肢体凉、麻、痛的神经病变等有较好的防治作用。

中成药使用建议

目前，西医的药物及胰岛素治疗仍是糖尿病治疗的主流，而中医药对糖尿病的防治也有着丰富的临床经验，尤其在慢性并发症的预防和早期治疗上，中医药有着无可比拟的优势。大量临床结果已经有力证明，中西医结合治疗糖尿病疗效是确切的。

中华医学会糖尿病学分会发布的《2017中国2型糖尿病防治指南》中，首次增加了中药治疗建议，这也是在大量临床研究的基础上得出的最新结论，具有鲜明的中国特色，我国糖尿病患者可以作为参考。

🔔 中医非常讲究辨证施治，如果有条件的话，请中医根据个体情况开药方服用，效果会比服用中成药更好。

2型糖尿病前期气阴两虚证，建议在生活方式干预的基础上，联合口服**天芪降糖胶囊**。

🔔 联合口服天芪降糖胶囊12个月，可降低糖尿病发生风险32.1%。

2型糖尿病气阴两虚证，在单独应用二甲双胍疗效不佳的基础上，建议加用口服**津力达颗粒**。

🔔 联合口服津力达颗粒3个月，可使糖化血红蛋白降低0.92%，空腹血糖降低1.34mmol/L，改善胰岛素抵抗，提高胰岛素敏感性及β细胞功能指数，并明显改善口渴乏力等症状。

2型糖尿病早中期肠道湿热证，建议口服**葛根芩连汤**。

🔔 葛根芩连汤出自医圣张仲景，为中医经典名方，服用3个月，可显著降低患者血糖，并能够改善患者菌群结构及数量，增加肠道有益菌，降低有害菌。

2型糖尿病早中期肝胃郁热证，建议口服**大柴胡汤加减方**（糖敏灵丸）。

🔔 服用大柴胡汤加减方12周后，糖化血红蛋白可降低1.03%，空腹血糖降低0.8mmol/L、餐后2小时血糖降低2.70mmol/L，显著降低患者体重、BMI及腰围，明显改善患者口苦、咽干、便秘、胸腹满闷症状。

服用**复方丹参滴丸、芪明颗粒**，能有效改善糖尿病视网膜病变。

🔔 服用复方丹参滴丸24周，可显著改善早期糖尿病视网膜病变患者的眼底荧光血管造影结果和眼底改变。

🔔 服用芪明颗粒12周，能够改善视网膜血循环，减轻视网膜缺血损伤。

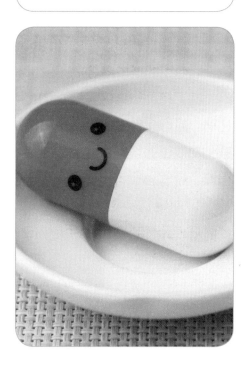

别把保健品
当药吃

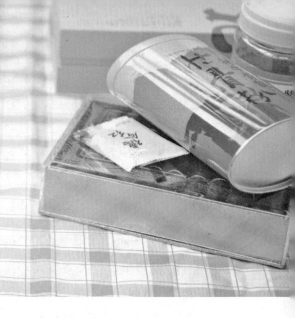

糖尿病患者应将自己正在服用哪些西药、中药、保健品，都明确告知医生，让医生来综合判断多种药物组合使用的效果和安全性。有些中药或保健品也含有一定的降糖作用，如与西药合用，要适当调整西药的使用剂量，以免引起低血糖等危害。

糖尿病是一种病程较长的慢性病，且患病者众多，所以"降糖"功效也是很多保健品的宣传重点。糖尿病患者一定要擦亮眼睛，切勿轻信广告，尤其是对"降糖神药"或"包治百病"的宣传一定要当心。

声称有神奇疗效的其实多为保健食品。保健食品介于食品和药品之间，并不是真正的药品，可能有一定的辅助作用，但并不具备确定的疗效，也并非适合所有人，决不能替代药品。

药品和保健食品这样区分。

看包装上的批准文号

有"国食健字"、"卫食健字"的属于保健食品。有"国药准字"的属于药品。

有这个标志的不属于药品。连这个标志都没有的，只是普通食品。

保健食品

国食健字G

看说明书

保健食品只有主要原料介绍。而药品有完整的说明书，包括明确的成分、疗效、适应症、服用方法、不良反应等内容。

附录

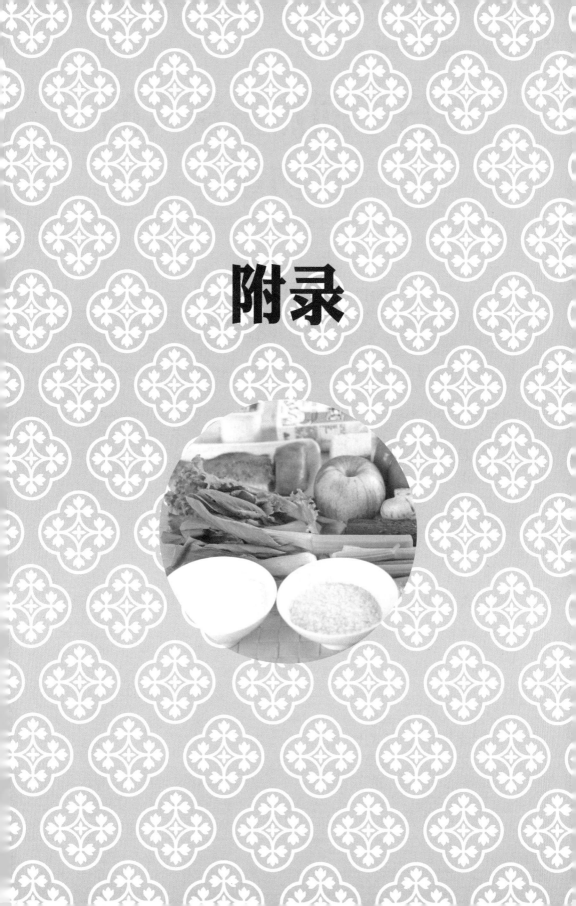

每日不同热量摄入的食物量

（详细内容见本书第22页）

每日摄入 1200 千卡热量

食物类别	重量（克）	蛋白质（克）	脂肪（克）	糖类（克）
牛奶	240	6	8	10
鸡蛋	60	9	6	
瘦肉	50	9	6	
豆腐	50	4	2	2
低糖蔬果	500	4		20
主粮	175	14		140
植物油	10		10	
总计		46	32	172

每日摄入 1400 千卡热量

食物类别	重量（克）	蛋白质（克）	脂肪（克）	糖类（克）
牛奶	320	8	10	14
鸡蛋	60	9	6	
瘦肉	100	18	12	
豆腐	50	4	2	2
低糖蔬果	500	4		20
主粮	200	16		160
植物油	10		10	
总计		59	40	196

每日摄入 **1600** 千卡热量

食物类别	重量（克）	蛋白质（克）	脂肪（克）	糖类（克）
牛奶	320	8	10	14
鸡蛋	60	9	6	
瘦肉	100	18	12	
豆腐	100	8	5	4
低糖蔬果	1000	8		40
主粮	200	16		160
植物油	15		15	
总计		67	48	218

每日摄入 **1800** 千卡热量

食物类别	重量（克）	蛋白质（克）	脂肪（克）	糖类（克）
牛奶	320	8	10	14
鸡蛋	60	9	6	
瘦肉	125	23	15	
豆腐	100	8	5	4
低糖蔬果	1000	8		40
主粮	250	20		200
植物油	15		15	
总计		76	51	258

每日摄入 **2000** 千卡热量

食物类别	重量（克）	蛋白质（克）	脂肪（克）	糖类（克）
牛奶	320	8	10	14
鸡蛋	60	9	6	
瘦肉	125	23	15	
豆腐	100	8	5	4
低糖蔬果	1250	10		50
主粮	275	22		220
植物油	20		20	
总计		80	56	288

常见身体活动的千步当量数

（详细内容见本书第144页）

千步当量数：进行相应活动项目1小时相当的千步数。

MET：每千克体重从事1分钟活动，消耗3.5毫升氧气，此运动强度为1MET。

活 动 项 目	MET	千步当量数	千步当量时间（分钟）
家务活动			
整理床、站立	2.0	3.0	20
洗碗、熨烫衣物	2.3	3.9	15
收拾餐桌（走动）、做饭或准备食物	2.5	4.5	13
擦窗户	2.8	5.4	11
手洗衣服	3.3	6.9	9
扫地、扫院子、拖地板、吸尘	3.5	7.5	8
步行			
3千米/小时，慢速	2.5	4.5	13
5千米/小时，中速	3.5	7.5	8
5.5~6千米/小时，快速	4.0	9.0	7
7千米/小时，很快	4.5	10.5	6
下楼	3.0	6.0	10
上楼	8.0	21.0	3
上下楼	4.5	10.5	6
跑步			
走跑结合（慢跑成分不超过10分钟）	6.0	15.0	4
慢跑，一般	7.0	18.0	3
8千米/小时，原地	8.0	21	3
9.6千米/小时	10.0	27	2
跑，上楼	15.0	42.0	1

活 动 项 目	MET	千步当量数	千步当量时间（分钟）
球类			
保龄球	3.0	6.0	10
高尔夫球	4.5	10.5	6
篮球，一般（非比赛）	6.0	15.0	4
排球，一般（非比赛）	3.0	6.0	10
乒乓球	4.0	9.0	7
台球	2.5	4.5	13
网球，一般（非比赛）	5.0	12.0	5
羽毛球，一般（非比赛）	4.5	10.5	6
足球，一般（非比赛）	7.0	18.0	3
跳绳			
慢速	8.0	21	3
中速，一般	10.0	27	2
快速	12.0	33	2
舞蹈			
慢速	3.0	6.0	10
中速	4.5	10.5	6
快速	5.5	13.5	4
游泳			
踩水，中等用力，一般	4.0	9.0	7
自由泳、仰泳	8.0	21	3
蛙泳	10.0	27.0	2
蝶泳	11.0	30.0	2
自行车			
12～16千米/小时	4.0	9.0	7
16～19千米/小时	6.0	15.0	4
单杠	5.0	12.0	5
俯卧撑	4.5	10.5	6
轮滑旱冰	7.0	18.0	3
健身操（轻或中等强度）	4.5	10.5	6
太极拳	3.5	7.5	8
瑜伽	4.0	9.0	7

图书在版编目（CIP）数据

这样做血糖才会平 / 余瀛鳌，陈思燕编著 . —北京：
中国中医药出版社，2019.1
ISBN 978 - 7 - 5132 - 5252 - 2

Ⅰ . ①这… Ⅱ .①余… ②陈… Ⅲ .①糖尿病 – 防治
Ⅳ . ① R587.1

中国版本图书馆 CIP 数据核字（2018）第 233251 号

中国中医药出版社出版

北京市朝阳区北三环东路 28 号易亨大厦 16 层
邮政编码 100013
传真 010-64405750
河北新华第二印刷有限责任公司印刷
各地新华书店经销

开本 710×1000 1/16 印张 13 字数 162 千字
2019 年 1 月第 1 版 2019 年 1 月第 1 次印刷
书号 ISBN 978 - 7 - 5132 - 5252 - 2

定价 48.00 元
网址 www.cptcm.com

社长热线 010-64405720
购书热线 010-89535836
维权打假 010-64405753

微信服务号 zgzyycbs
微商城网址 https：//kdt.im/LIdUGr
官方微博 http：//e.weibo.com/cptcm
天猫旗舰店网址 https：//zgzyycbs.tmall.com